DIANLI ZUOYE YINGJI JIUHU
SHIYONG SHOUCE

电力作业应急救护实用手册

闵 华 主 编

崔 晓 乐 华 金建锋 副主编

中国电力出版社
CHINA ELECTRIC POWER PRESS

内 容 提 要

本书结合现场救护原则和最新国际紧急救护指南的标准，以大量的图片配合文字讲解，向电力作业人员普及最新的应急救护知识。全书共六章，主要介绍了电力作业应急救护的原则和方法、触电现场的应急救护、电力作业常见创伤的应急救护、常见意外伤害和突发急症、伤员搬运、应急救援中的心理危机干预等内容。

本书可供电力行业作业人员及社会公众阅读使用。

图书在版编目（CIP）数据

电力作业应急救护实用手册 / 闵华主编. —北京：中国电力出版社，2016.12

ISBN 978-7-5198-0165-6（2017.11重印）

Ⅰ. ①电… Ⅱ. ①闵… Ⅲ. ①电力工业–职工–急救–手册 Ⅳ. ①R459.7-62

中国版本图书馆CIP数据核字（2016）第309002号

中国电力出版社出版、发行

(北京市东城区北京站西街19号　100005　http://www.cepp.sgcc.com.cn)

北京博图彩色印刷有限公司印刷

各地新华书店经售

*

2017年2月第一版　2017年11月北京第三次印刷

710毫米×980毫米　16开本　6.5印张　88千字

印数3001－6000册　定价 35.00 元

前 言

PREFACE

电力企业安全生产是关系到国计民生的大事，在事故中损失最大的是人的生命，而人又往往是事故发生的主体。因此，提高生产作业人员的安全素质是避免事故的最有效的途径之一。

触电因其发生突然，现场缺乏医疗急救设备和经过专业培训的急救人员，使得触电者往往得不到及时、有效的救援，延误了抢救时机而加重伤情，甚至失去生命。备之于为患，则患至而无失。为了普及触电急救知识、保障电力员工的生命安全，我们编写了《电力作业应急救护实用手册》，希望为电力作业人员和普通大众在突发意外人身伤害事故时如何正确处理伤情提供一本实用的参考书籍。本书强调电力作业的特殊性，并结合现场救护原则和最新国际紧急救护指南的标准，通过大量的图片，以更加直观的方式向电力作业人员普及最新的应急救护知识。

生命高于一切，只有未雨绸缪，切实增强应急意识，掌握必要的安全知识和自救、互救技能，才能在突发事件到来时赢得“生命抢救线”上的赛跑。希望广大电力职工用好这本手册，让它成为您和您的家庭避免灾害事故损失、确保生命和财产安全的指南与助手。

本书共分六章：第一章、第四章由闵华撰写；第二章由刘东东撰写；第三章由王志勇撰写；第五章由金建峰撰写；第六章由崔晓和汤丽撰写。全书由闵华、崔晓、金建峰统稿。

在编写本书的过程中，我们得到了湖州市红十字会专家朱培兰老师、培训讲师季晓亮的支持和帮助；国网湖州供电公司领导及专家提供了许多宝贵的建议与指导，公司党群工作部（团委）、培训分中心、综合服务中心、输电运检室、变电运维室、信通公司等单位给予了大力支持，在此向他们表示衷心的感谢。本书引用及参考了相关文献，在此向其作者表示感谢！

由于编者水平有限，本书难免存在疏漏和不足之处，敬请批评指正。

编者

2016年12月

目 录

CONTENTS

第一章

电力作业应急救护的原则及方法

第一节　概述

电力行业属于特种高危行业，存在潜在的触电风险。一旦发生触电、创伤等意外事故，由于缺乏专业救护人员和设备，伤员往往会因得不到及时有效救治而加重伤情。当心跳呼吸停止超过4~6min，大脑就会发生不可逆的损伤，伤员可能会变成“植物人”甚至失去生命。

因此，当现场突发人身意外伤害时，在专业医务人员到达前，救护人员应当以一般公认的医学原则为基础，为伤员提供及时的初步救护，包括创伤救护和心理支持，以便最大限度地达到挽救生命、减轻伤残、促进康复的目的。

一、应急救护的目的

（1）挽救生命：在现场采取急救措施的首要目的是挽救伤员的生命。

（2）减轻伤残：尽可能防止伤病继续发展及产生继发损伤，以减轻伤残和死亡。

（3）促进康复：应急救护要有利于伤病的后期治疗及伤员身体和心理的康复。

二、应急救护的原则

（1）救护人员应保持镇定、理智的心态，评估现场、寻求帮助、就地取材，以科学的方法开展救护。

（2）意外事故现场如果存在不安全因素，救护人员不得贸然进入现场，必须在确保自身安全的前提下，利用有限的安全时间将伤员迅速转移至安全地点，再进行正确救护。

（3）在处理伤员时应坚持先救命、后治伤的原则，并尽量减轻伤员的痛苦。

（4）伤员伤情稳定后，救护人员在等待专业救援到来前或转运伤员途中应提供必要的心理支持。

第二节　应急救护的方法

一、现代应急救护的“生命链”

美国心脏协会在心肺复苏指南中提出“生命链”的基本概念，包括早期识别呼救、早期心肺复苏、早期电除颤、高级生命支持及综合的心脏骤停后治疗五个环节。生命链对于整个应急救护过程有着极其重要的意义，生命链由五个环节组成，在救护的过程中确保每个环节不脱节，这样才能提高伤员抢救的成功率。现场应急救护的重点是完成前三环的正确处理。

成人院外生命链如图1–1所示，主要包括：

（1）立即识别心脏骤停并启动急救系统。

（2）尽早进行徒手心肺复苏，着重于胸外按压。

（3）快速电除颤。

（4）有效的高级生命支持。

（5）综合的心脏骤停后治疗。

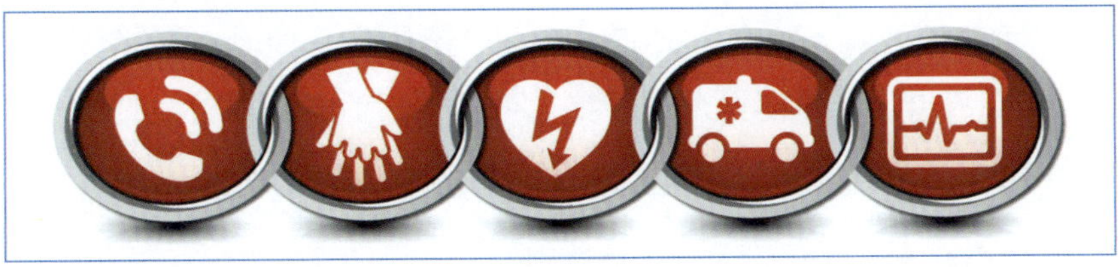

图1–1　成人院外生命链

二、现场救护的基本程序（DR · SABC）

（1）评估危险（danger）。在意外事故现场，救护人员应通过眼睛看、耳朵听、鼻子闻等方法来评估现场及可能存在的潜在危险，确定安全并做好自身防护后方可进入。

（2）判断意识（response）。救护人员采取“轻拍重喊”的方法，观察伤员是否有反应，据此即可作出对伤员意识障碍程度的判断。

（3）大声呼救（shout）。如伤员意识丧失，救护人员应立即寻求帮助，同时拨打急救电话。

（4）开放气道（airway）。救护人员采用压额提颏法或推举下颌法开放气道。

（5）检查呼吸，必要时实施人工呼吸（breathing）。救护人员解开伤员衣物，扫视胸腹部是否起伏或采用“一看、二听、三感觉”的方法来判断呼吸。如无呼吸应立即实施口对口人工呼吸。

（6）检查脉搏，必要时实施心肺复苏（circulation）。救护人员在检查伤员呼吸的同时可检查颈动脉搏动，通过2~3个手指触摸伤员颈部的颈总动脉，如无搏动应实施心肺复苏术。现场如有自动体外除颤仪（AED），可立即使用，如图1-2所示。

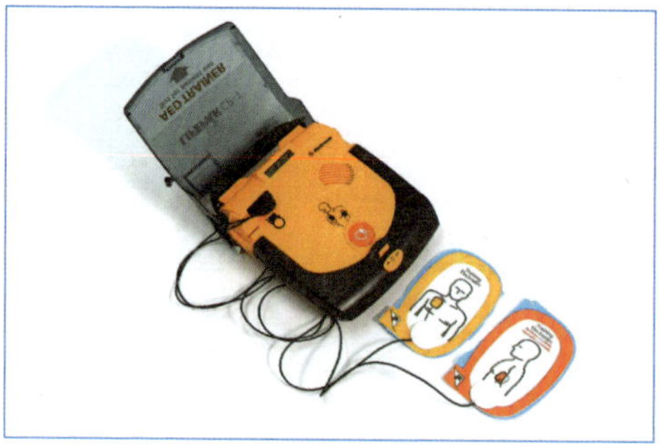

图1-2　自动体外除颤仪（AED）

当完成上述程序后，救护人员应对伤员进行详细的检查，从头面部、颈部、胸部、腹部、骨盆、脊柱四肢及肢体末端血液循环依次进行检查（见创伤救护），主要检查有无伤口、骨折、触痛、肿胀等。同时，还要注意伤员表情、呼吸状态、出汗和口渴等情况。如遇危及生命的创伤应及时处理，同时寻求医疗救助。

三、基础生命体征

1. 意识

意识是人体对自己和周围环境的感知，并对内外环境的刺激作出有意义的应答。这种应答能力的减退或消失就会产生不同程度的意识障碍，具体内容见表1-1。

表 1-1　意识障碍程度

程度	症状
嗜睡	能唤醒，能用语言或运动作出反应

续表

程度	症状
昏睡	较强刺激能唤醒，若刺激停止则迅速进入睡眠状态
浅昏迷	对声音、强光等刺激无反应，对疼痛等强刺激有运动反应
深昏迷	对外界的各种刺激均无反应，生命体征常有改变

判断意识的方法：救护人员轻拍伤员双肩并在其双侧耳边大声呼唤，观察是否有反应。据此可判断伤员意识是否丧失。意识丧失是生命垂危的主要表现。

2. 呼吸

呼吸是人体与环境之间进行氧气和二氧化碳气体交换的过程。呼吸的生理意义主要是排出组织细胞代谢过程中产生的二氧化碳，补充消耗的氧气。呼吸过程的任何一环节发生障碍，均可导致组织细胞缺氧或二氧化碳滞留，影响细胞的代谢功能。若呼吸停止，生命也将终止。

正常成人的呼吸频率约12~20次/min。

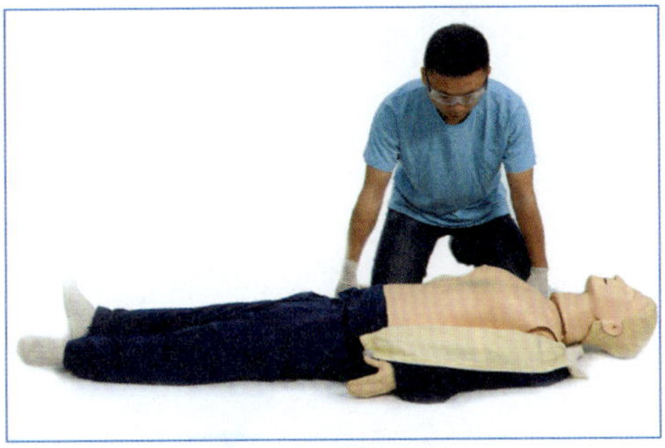

图1-3 检查呼吸

判断呼吸的方法：救护人员解开伤员衣物，扫视胸腹部是否起伏或侧头用耳靠在伤员的口鼻部采用“一看、二听、三感觉”的方法来判断呼吸，如图1-3所示。如果没有呼吸或仅有喘息样呼吸，则判断为呼吸停止。时间控制在5~10s（计时可数1001、1002、1003…1010）。

Tips 一看、二听、三感觉

◎ 一看伤员胸腹部是否起伏；

◎ 二听伤员有无气流呼出声；

◎ 三感觉伤员口鼻部是否有温热气流呼出。（见图1-4）

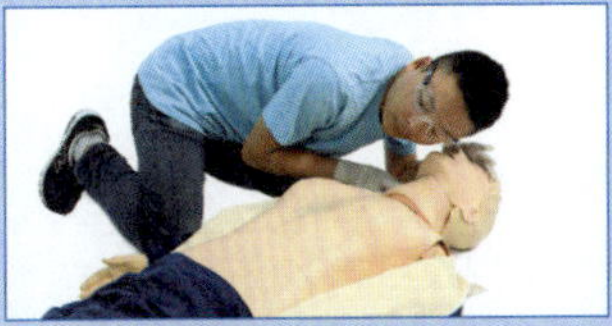

图1-4 一看、二听、三感觉

3. 心跳

氧气吸入肺内后，必须依靠血液的流动输送至身体组织和器官。血液的流动必须依靠心脏的“泵压”来完成。

健康成人平静时心跳60~100次/min，儿童的心跳略快，通常为80~120次/min。如果心跳停止超过4~6min，脑细胞会受到不可逆损伤。大脑占人体重量的2%左右，血流量占全身的15%左右，耗氧量占全身的20%~30%，是人体高耗氧的组织。因此心脏骤停后，救护人员开始操作心肺复苏的时间，对于挽救生命至关重要。

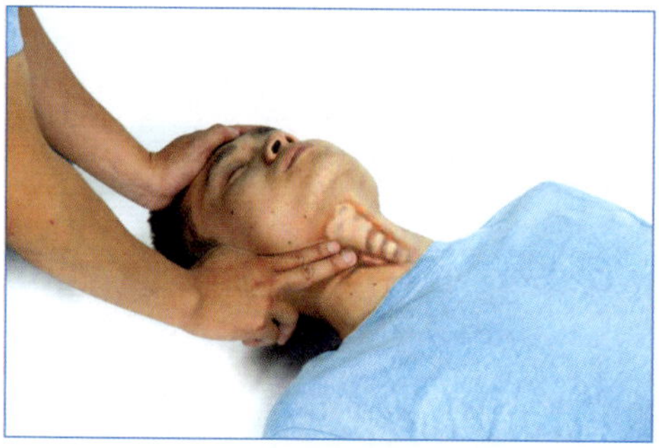

图1-5　触摸颈总动脉

判断心跳的方法：救护人员主要通过手指触摸伤员颈部的颈总动脉，用食指和中指在气管旁开2cm处，轻轻地感觉颈动脉搏动，如图1-5所示，不可在颈部两侧同时判断。现场不能触及动脉搏动或伴有意识障碍，则预示生命垂危。

4. 其他生命体征

正常成人体温约36~37℃；

正常成人血压：收缩压90~139mmHg，舒张压60~89mmHg。

四、拨打急救电话

（1）救护人员应该在判断伤情后立即拨打急救电话。记住常用呼救电话：

- 120医疗救援报警台；
- 110匪警报警台；
- 119火警报警台；
- 122交通事故报警台。

（2）报警人拨打医疗急救电话时应保持冷静，尽可能详细地报告现场情况：

1）出事地点、意外事故类型、受伤人数、报警人姓名。

2）伤员的性别、年龄，发病或受伤情况，现场采取的救护方法。

3）接车地点、标志性建筑物，接车人的体貌特征、姓名和电话。

4）等待接线员先挂断电话。

如果无法准确描述，那就详细地回答接线员的问题。

对于触电、溺水、心脏病等导致的心跳骤停，因情况危急，应先实施心肺复苏2min后再拨打急救电话。如果现场有自动体外除颤仪（AED），应立即使用，有条件的应同时进行呼救和急救。

五、现场优先处理的伤情

- 为意识不清伤员通畅气道，并置于稳定侧卧位。
- 为大出血、休克、严重骨折的伤员迅速进行正确的应急救护。
- 为呼吸、心跳停止者实施心肺复苏术或使用自动体外除颤仪（AED）。

第二章

触电现场的应急救护

第一节 概述

电流通过人体所引起的损伤总称电损伤，分为电击伤和电烧伤，俗称触电。电击伤通常是指人体直接接触电源或高压电击穿空气后传导至人体引起的组织损伤和功能障碍，重者可能发生心跳和呼吸骤停。高压电还可能引起电烧伤。闪电损伤（雷击）属于高压电损伤范畴。

一、触电常见原因

主观因素：不重视电业安全工作规程，违章操作；过度疲劳、情绪波动、麻痹大意；私拉乱接电线。

客观因素：高温、高湿环境，雷雨季节。

意外事故：自然灾害、火灾、交通事故等。

二、触电事故发生的规律

电力作业人员触电事故多发于6～9月；农村居民触电发生率高于城市。

三、触电严重程度的影响因素

触电事故对人体的伤害程度主要取决以下因素：

（1）电流的性质。交流电比直流电危险，频率在50Hz左右的交流电最危险。

（2）电流强度。通过人体电流越大，对人体损害越大。

（3）电压。电压越高危害越大，高电压产生的电弧温度极高，可引燃衣物直接烧伤人体，高电压触电致残率极高。

（4）组织电阻。人体组织电阻从小至大的顺序为神经、血管、肌肉、皮肤、肌腱、脂肪、骨骼。

（5）与高压电接触的时间。接触带电物体的时间越长，损害越大，危险性增大。

（6）通过人体的电流途径。如触电时电流流经脑干、脊髓和心脏等重要脏器，则后果尤为严重。

四、触电的后果

（1）轻型：触电时肌肉抽搐、精神紧张、脸色苍白、呼吸心跳加快，但可恢复。

（2）重型：心室纤维颤动，心跳呼吸停止。其中，心跳骤停是触电后死亡的主要原因。

在触电事故中伤员体表的伤口常见一处电流进口，多处电流出口（高压电尤为明显）。高压触电后体表皮肤损伤面积不大，但受伤肢体或内脏损害严重，伤口常有“口小底大，外浅内深”，肌肉组织呈夹心性坏死的特征。此外，高压触电常伴有严重的电烧伤，这是由于电流热效应而产生的损伤，有时甚至使骨骼碳化。

高压电产生的电弧温度极高，如果触电部位在颜面部时，要特别注意呼吸道吸入性烧伤和电光性眼炎的发生。（详见第四章第八节）

第二节　触电现场的急救原则

一、触电后脱离电源的方法

发现人员触电后要迅速切断电源，缩短电流在人体内的通电时间，这对抢救是至关重要的。在脱离电源的过程中，救护人员应保持冷静，科学地开展救护，同时也要注意保护自己。

Tips　触电现场的急救原则：

- ◎ 迅速脱离电源；
- ◎ 及时呼救；
- ◎ 就地开展急救；
- ◎ 高质量心肺复苏术和AED；
- ◎ 坚持到医务人员到场。

1. 低压触电

（1）可以拉开关（注意是否切断相线）、刀闸，拔除电源插头等方法。

（2）可用有绝缘柄的电工钳切断电线。

（3）使用绝缘工具、干燥木棒等工具解脱触电者。

（4）可用拉触电者干燥的衣服等方法进行抢救，在抢救时要注意自身的安全。

2. 高压触电

（1）立即通知有关供电企业或用户停电。

（2）戴上绝缘手套，穿上绝缘靴，用相应电压等级的绝缘工具按顺序拉开电源开关或熔断器。

（3）触电者触及断落在地面上的带电高压导线时，救护人员不能接近断线点8~10m的范围，防止跨步电压伤人；应迅速将触电者脱离电源并带至8~10m以外后开始急救。

3. 脱离电源时救护人员的注意事项

（1）救护人员应选取适当的绝缘工具，并做好自身防护。

（2）在杆上或高处抢救伤员时应防止坠落摔伤。

（3）救护人员在救护过程中，应始终注意自身和被救者与带电设备之间的安全距离。

二、及时呼救

将伤员脱离电源并转移至安全地点，初步了解和判断伤情后，应及时呼救并拨打急救电话。

三、就地开展急救

对于触电者，确定现场安全后应就地开展救护，特别是心跳、呼吸停止的伤员，应迅速实施心肺复苏。高压触电的伤员如遇衣物燃烧时，可以通过覆盖衣服等方法扑灭伤员身上的火焰后开展救护。

对于高处坠落的触电者，在开展心肺复苏时，要注意保护伤员的脊柱。

Tips 注意！

◎ 伤员存在创面时禁止涂药，应用清洁衣服、被单覆盖；

◎ 伤员禁喝白开水，可以少量多次服用糖盐水；

◎ 合并大出血、四肢骨折、脊柱骨折、开放性气胸时，应采用正确的方法救护伤员。（详见第三章第六节）

第三节　心肺复苏术

心肺复苏（cardiopulmonary resuscitation）是指现场救护人员为心脏骤停的伤员实施胸外心脏按压和人工呼吸的技术。

在放正伤员体位后，救护人员应立即开展心肺复苏。心肺复苏每推迟1min，成功率就下降约10%；超过10min，伤员的存活几率就大大降低。因此，心脏骤停后的心肺复苏必须在现场立即实施，为后续抢救赢得最宝贵的时间。

2015年，美国心脏协会（AHA）强调了高质量心肺复苏术（CPR）的重要性，而高质量的CPR强调CAB三个环节，即：

C——胸外心脏按压，A——打开气道，B——人工呼吸。

下面详细介绍心肺复苏的流程。

一、现场评估

在确保伤员已脱离电源的同时，还应观察现场有无煤气、爆炸、火灾、高处坠物等危险因素存在。救护人员应做好自身防护，如图2–1所示。

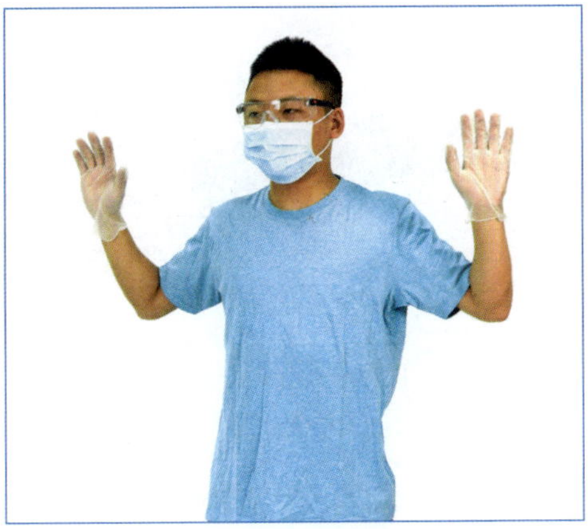

图2–1　自我防护

二、判断意识

成人：如图2–2所示，救护人员轻拍伤员的双肩，在伤员的双侧耳边大声呼唤“喂，你怎么了？需要帮助吗?”。

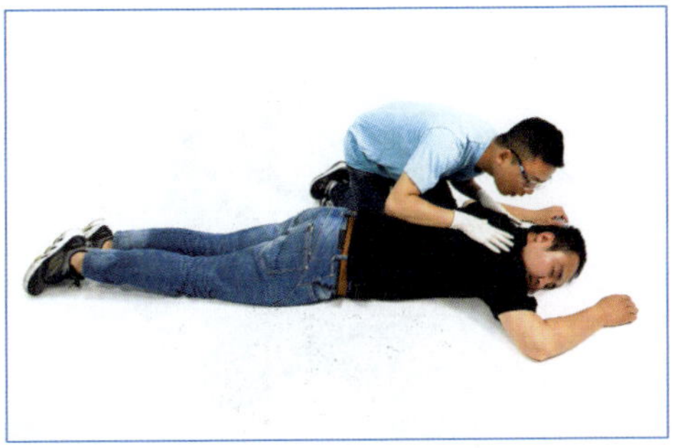

图2–2　判断意识

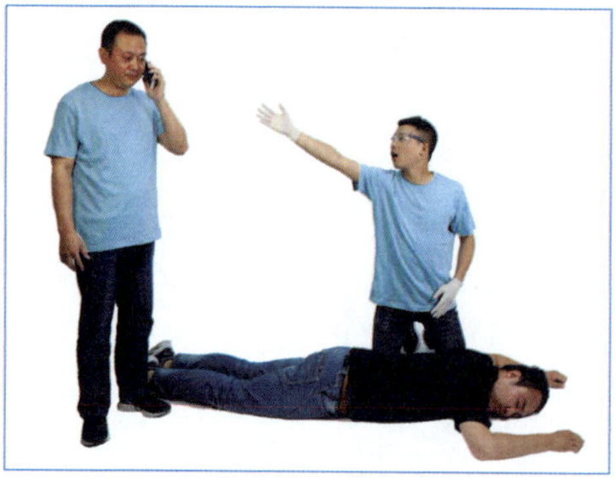

图2-3　高声呼救、拨打急救电话

三、高声呼救

如伤员意识丧失，应立即高声呼喊寻求帮助，如图2-3所示。

“来人呀！救命啊！大家快来帮忙，请这位同志帮助拨打急救电话，有没有打通请告诉我！附近有AED的请帮我取来。”

四、心肺复苏体位

实施心肺复苏前，伤员应仰卧在平硬的地面或硬板床上。如伤员不是仰卧位，则应通过以下方法翻转体位：

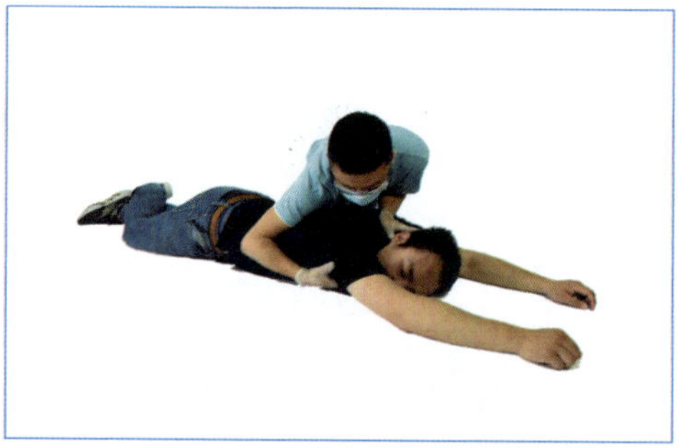

图2-4　翻转体位

（1）救护人员应跪在伤员的一侧，将伤员两上肢向头部方向伸直，将对侧的小腿置于同侧小腿上交叉放置，如图2-4所示。

（2）救护人员用一手固定伤员后头枕部，另一手固定伤员对侧腋下。

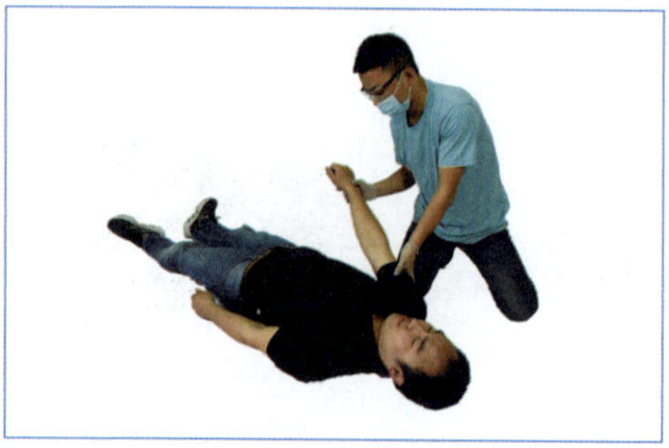

图2-5　仰卧位

（3）保持脊柱呈轴向整体转向救护人员一侧翻转。

（4）置于仰卧位后，将上肢放置于身体两侧，取下伤员佩戴的眼镜，清除口腔中的异物，如图2-5所示。

五、判断呼吸

如图2-6所示，救护人员解开伤员

衣物，扫视胸腹部是否起伏或侧头用耳靠在伤员的口鼻部采用“一看、二听、三感觉”的方法来判断呼吸。时间为5~10s（计时可数1001、1002、1003…1010）。

如无呼吸或仅有喘息样的无效呼吸，则应立即实施胸外心脏按压。

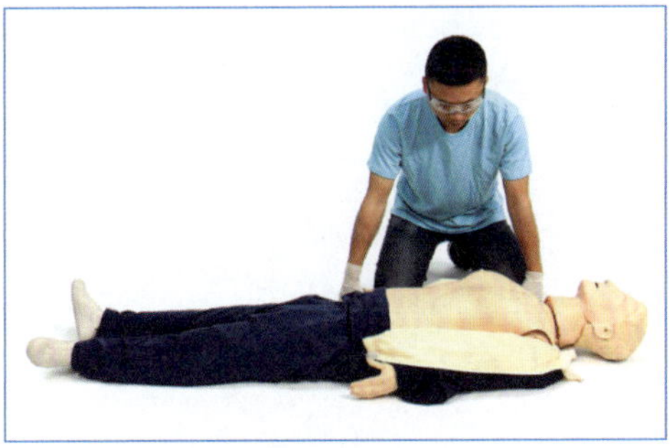

图2-6　判断呼吸

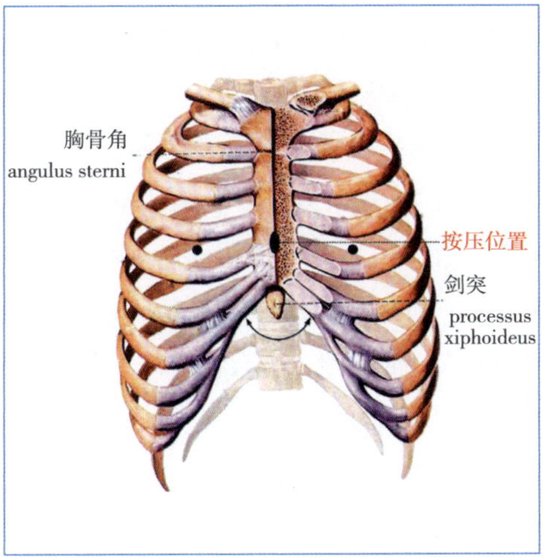

图2-7　胸部中央胸骨下1/2处

六、胸外心脏按压（circulation）

1. 要领：

（1）按压位置：成人胸部中央胸骨下1/2处（成年男性两乳头连线的中点），如图2-7所示。

（2）按压姿势：按压时，救护人员跪在伤员一侧，双腿分开，双手十指相扣，手掌根部重叠，两臂伸直，垂直向下按压，按压时肘关节不得弯曲，如图2-8和图2-9所示。

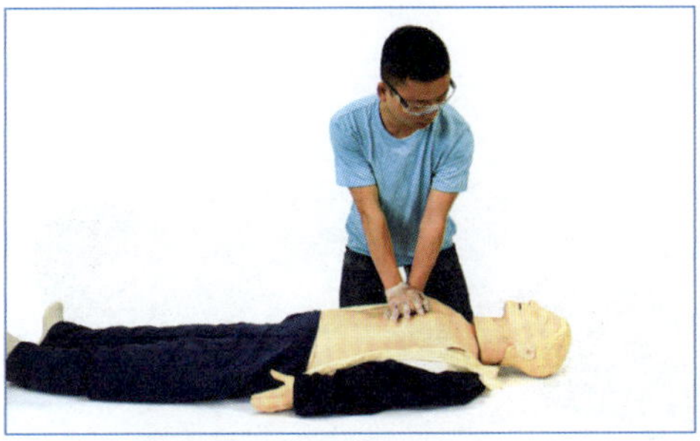

图2-8　胸外按压（正面）

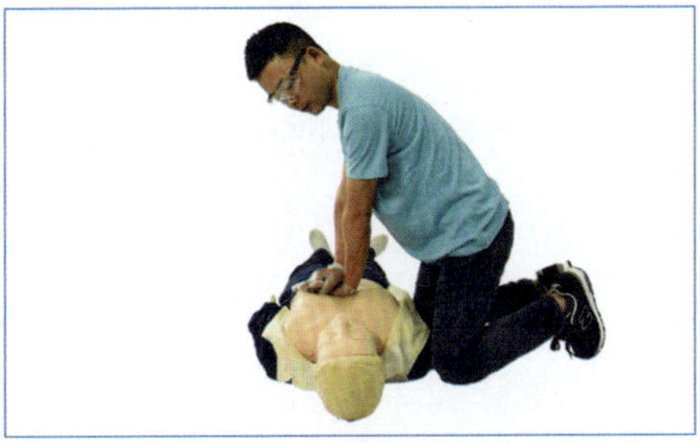

图2-9　胸外按压（侧面）

（3）按压深度：至少5cm，但不得超过6cm。

（4）按压频率：至少100次/min，但不超过120次/min。

（5）按压次数：按压30次，时间约15~18s。

2. 注意事项：

每次按压后使胸廓充分回弹；手掌不得倚靠在伤员胸部，尽量减少中断，中断时间控制在10s以内。

七、开放气道（airway）

救护人员可以通过仰头提颏法和推举下颌法来开放气道。后者仅在怀疑头部或颈部损伤时使用，因为此法可以减少颈部和脊柱的移动。

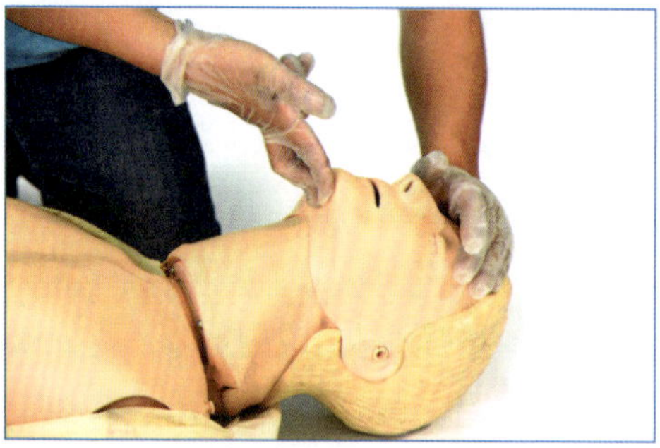

图2-10　开放气道

1. 仰头提颏法

如图2-10所示，将一只手的手掌置于患者的前额，然后下压伤员前额，使其头部后仰；将另一只手的中指和食指置于下颏正中；提起下巴颏，至伤员鼻孔朝天。注意在开放气道之前应该检查并取出伤员口中的异物。

标准：使伤员鼻孔朝天，抢救过程中始终保持气道打开状态。

2. 推举下颌法

在伤员头部或颈部受伤且怀疑存在脊柱损伤时使用此方法。救护人员跪于伤员头顶上方的平面上，将双手分别置于伤员头部两侧，肘关节着地，手指置于伤员的下颌角下方并用双手提起下颌，使下颌前移。

八、人工呼吸（breathing）

人工呼吸的方式分为口对口、口对鼻及口对口鼻，如图2-11所示。

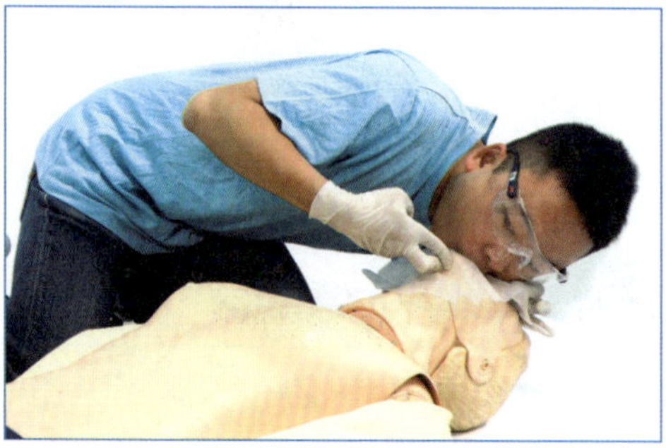

图2-11　人工呼吸

救护人员在胸外心脏按压30次后，迅速进行人工呼吸2次。捏闭鼻孔、自然吸气、用嘴唇封住伤员的口周适力吹入，每次吹气的时间1~1.5s。胸部可见抬起即表示吹气成功，每个循环胸外心脏按压与人工呼吸的比例为30：2。成人人工呼吸的频率为8~10次/min。

九、心肺复苏终止的条件

遇到以下情况方可停止CPR操作：

（1）活了：伤员出现自主呼吸，眼球开始活动，手脚开始躁动，脸色及四肢的指甲颜色逐渐转为红润。

（2）来了：专业医疗救护人员到达接手抢救，或AED送达需要分析心律除颤。

十、小结

熟练掌握高质量心肺复苏的方法有助于提高心脏骤停伤员的成活率。救护人员应该做到以下七点：

（1）明确按压位置、频率、深度；

（2）每次按压后使胸廓充分回弹，手掌不得倚靠在伤员胸部，并且保证每次按压与放松的时间相等，谨防冲击式按压；

（3）尽量减少按压中断；

（4）保证吹气前患者气道已完全打开；

（5）吹气的同时眼睛看胸廓有无起伏，谨防吹气过量；

（6）按压的过程中应始终观察伤员是否有反应，不可盲目按压；

（7）一般每按压5个循环（时间约2min）观察一次生命体征，并替换救护人员。

第四节　自动体外除颤仪（AED）的使用

触电伤员心脏骤停早期大多伴有室颤，现场治疗室颤最有效的方法是尽早使用AED除颤，它是一种便携式的、易操作的自动急救设备，如图2-12所示。除颤每推迟1min，存活率就降低7%~10%。CPR与AED的早期有效配合使用可以使伤员存活率提高2~3倍，因此使用AED除颤是抢救现场心跳骤停伤员最有效的方法。如果现场有AED应立即使用。

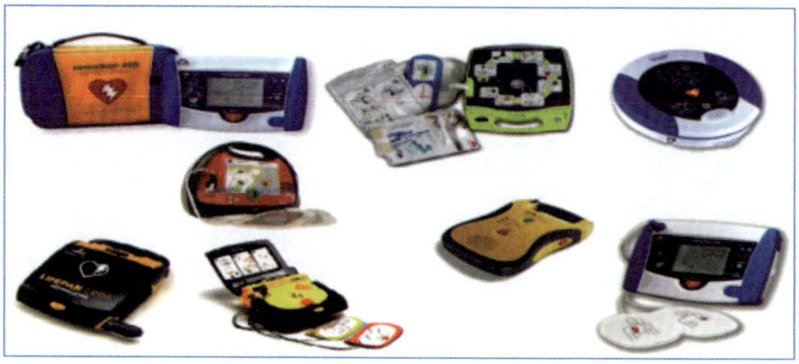

图2-12　自动体外除颤仪

AED的使用非常简单和方便。如图2-13所示，拿到AED后，将它放在伤员的身体一侧，靠近即将操作的施救者，双人操作时，AED通常被放置于进行胸部按压的施救者对侧，这样既方便安放电极又不停止心肺复苏操作，AED电极片贴上后不用取下，随伤员一同转运。

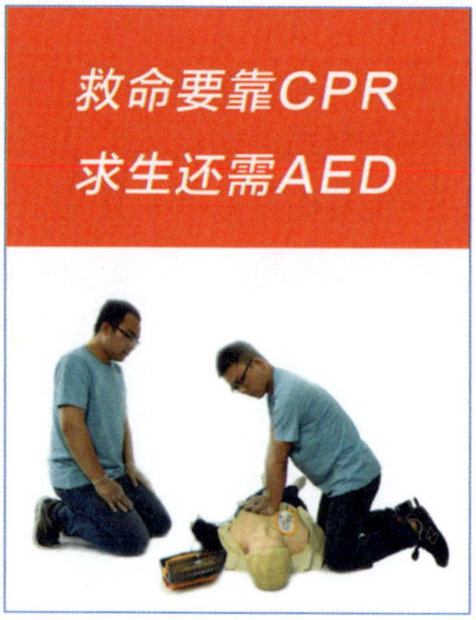

图2-13　AED的使用

一、AED的操作步骤

遵循语音提示进行操作，共4步：

（1）开启AED：即打开电源，见图2–14。

（2）贴电极片：将粘性AED电极片贴到伤员裸露的胸部，见图2–15。将一个AED电极片放置在伤员胸部右上方（锁骨正下方），将另一个AED电极片放在左侧乳头一侧，电极片的上缘位于腋下几英寸处。也可将AED电极片放在胸部前正中及背后左肩胛骨处。

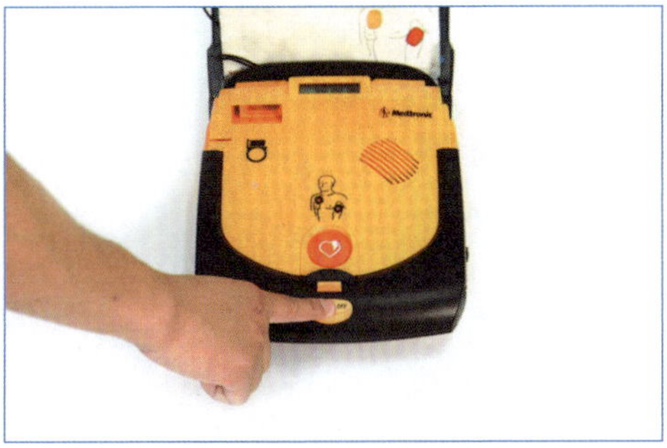

图2–14　打开电源

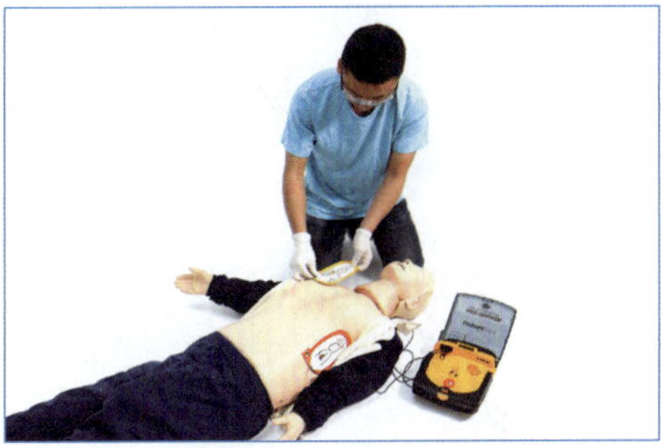

图2–15　贴电极片

（3）插插头：将电线连接到AED盒上，如图2–16所示。

（4）除颤：离开患者，分析心律，确保无人接触伤员。AED可能花5~15s的时间进行分析和充电，然后AED将告诉您是否需要电击除颤，如图2–17所示。

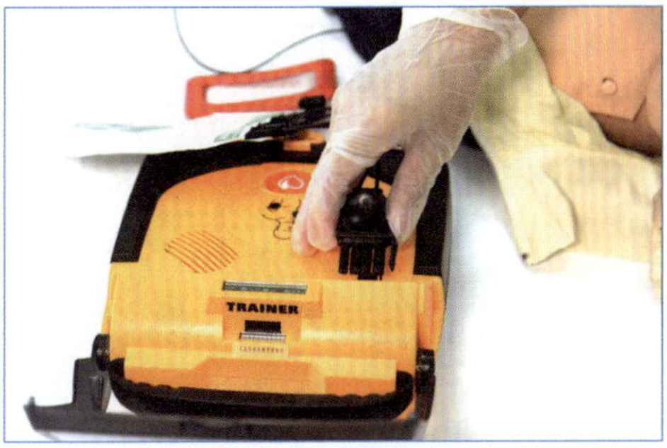

图2–16　连接AED

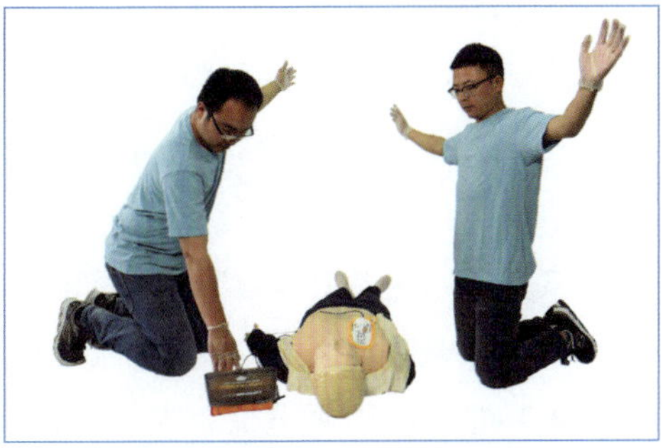

图2–17　除颤

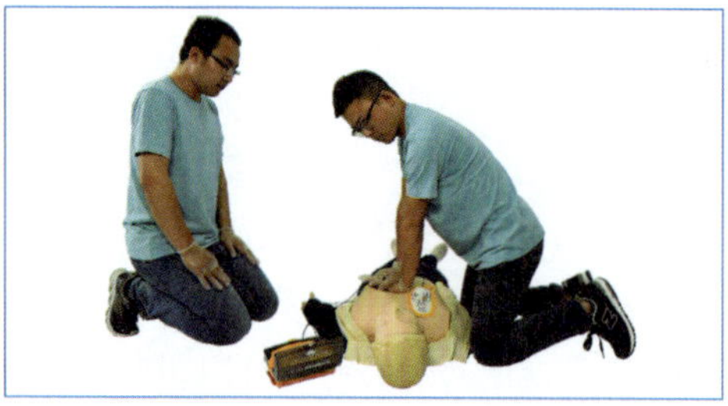

图2-18　除颤后继续心肺复苏

整个操作过程听从语音提示和屏幕信息进行。除颤完毕后继续心肺复苏操作，如图2-18所示。

二、使用AED的注意事项

（1）使用前确保无人及金属接触伤病员。

（2）确认电极牢固地粘附在伤病员的皮肤上。

（3）注意按照语音提示操作。

（4）除颤前将易燃物搬离现场，以免引发火灾。

三、使用AED的禁忌

（1）潮湿的环境下禁用。

（2）患者身上有植入式起搏器者应避开后放置电极片。

（3）身上有药物贴片会阻止放电，应除去后使用。

（4）伤员胸毛过多，应刮除胸毛后使用。

第五节　预防触电

预防触电的安全措施主要有：

（1）严格执行电力安全工作规程。

（2）加强安全教育，提高自我保护意识，严禁私拉乱接。

（3）选用合格电器产品，家电（如冰箱、洗衣机等）均应可靠接地。

（4）推广使用漏电保护器，见图2-19。

（5）预防跨步电压触电。

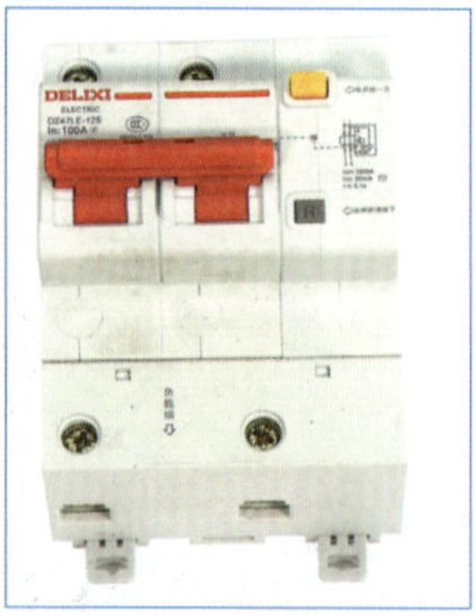

图2-19　漏电保护器

（6）雷雨时避免站立高处或杆塔边，家中切断外接天线。

（7）火警时先切断电源。

（8）处理好工作与生活的关系，身心健康地投入到工作中。

第六节 复原体位

复原体位是伤员复苏成功但神志尚未恢复，等待进一步救援时采取的安全姿势。该体位可以防止舌根下坠，有利于口腔、鼻腔的异物流出，保持呼吸道通畅；该体位同样适用于醉酒、中风等神志不清、生命体征平稳且无脊柱、骨盆损伤的情况。采取复原体位的最重要意义是防止呕吐物阻塞气道。复原体位一般每20~30min后需要再翻转到另一侧。操作要领见图2-20~图2-28。

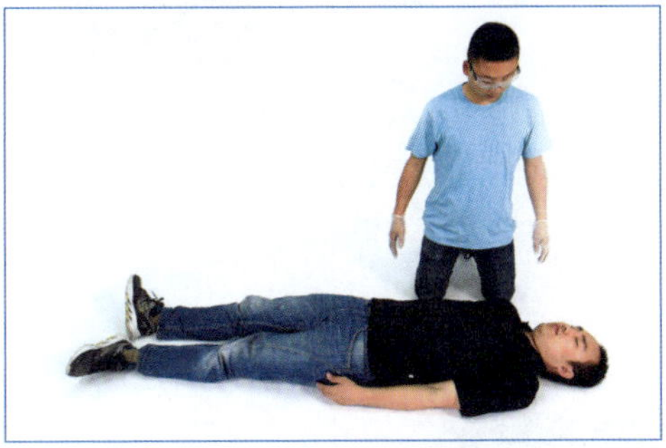

图2-20 救护人员体位

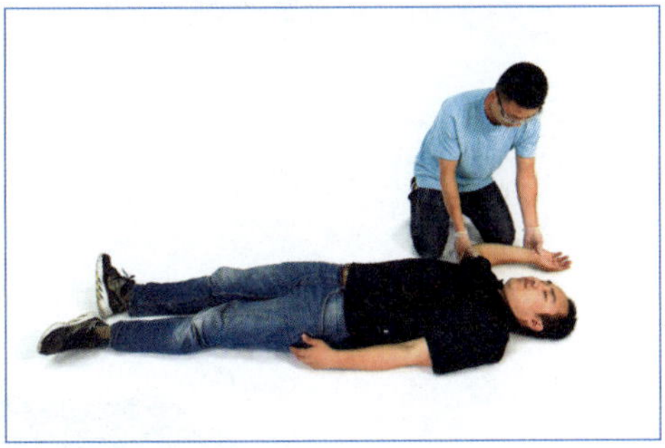

图2-21 上肢展臂

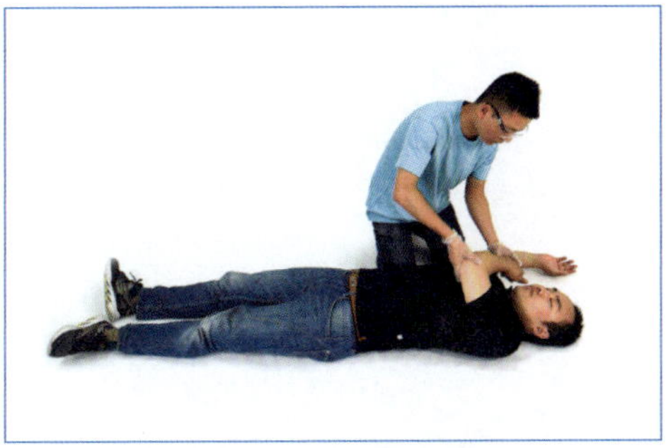

图2-22 对侧上臂搭肩

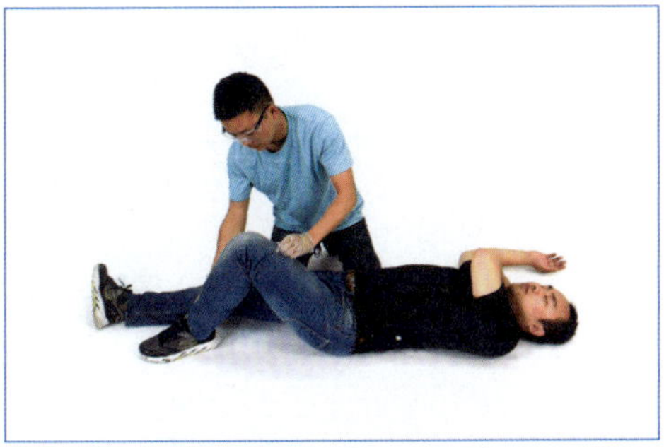

图2-23 对侧膝部屈曲

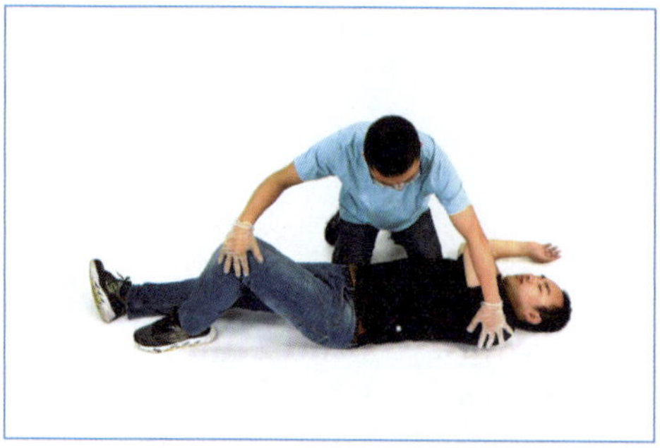

图2-24　救护者双手放在患者肩膝部

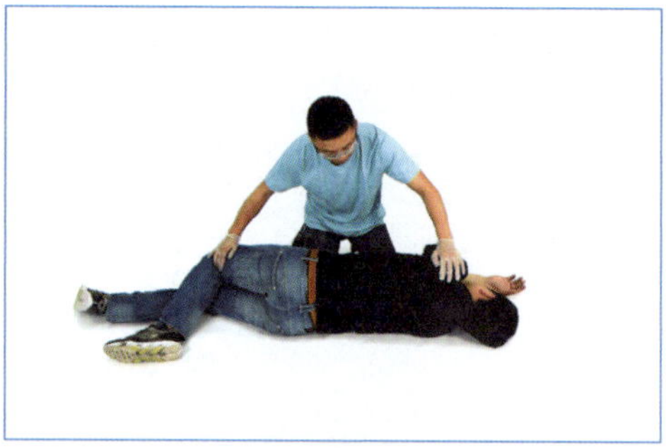

图2-25　翻身成侧卧位

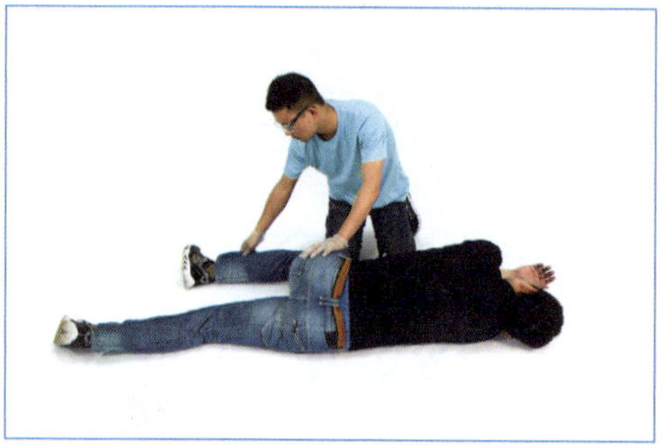

图2-26　调整下肢位置

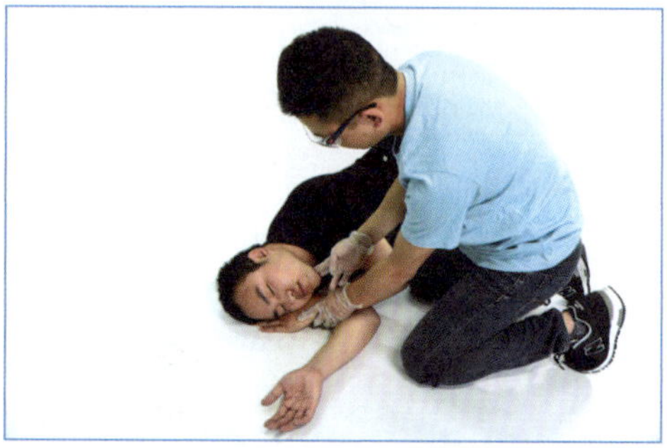

图2-27　打开气道，面部枕于手背上

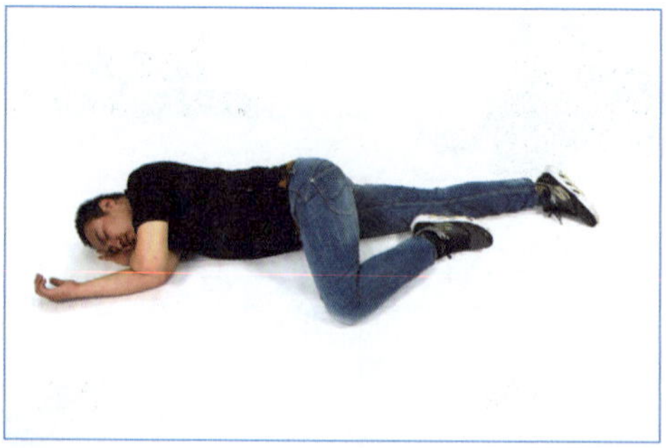

图2-28　稳定侧卧位

第三章

电力作业常见创伤的应急救护

触电事故发生后，伤员常伴发创伤和其它意外伤害。创伤的应急救护应快速、正确、有效，以减轻伤员痛苦，防止损伤加重，挽救伤员的生命。本章将重点介绍创伤应急救护的基本原则，止血、包扎、固定、搬运四项基本技术，以及特殊损伤的早期处理和基本方法。

第一节 概述

一、创伤的特点及类型

创伤的特点是发生率高、危害性大。

创伤按有无伤口分为开放性损伤和闭合性损伤。

二、创伤应急救护的目的

争取在最恰当的时间、最适宜的地点，选取最适合的材料，尽最大的努力救护更多的伤员。

三、创伤应急救护的原则

（1）先救命，后治伤。对于普通大众，救命是第一位的。

（2）在医疗救护人员未到达前，救护人员不应做过多的治疗，优先处理危及伤员生命的外伤，如大出血、呼吸心跳骤停等。条件许可的情况下，应及时转送医院治疗。

四、现场伤员的初步检查

伤员是一个整体，不应该局限于局部损伤，在伤员平稳的情况下迅速检查头、胸、腹是否有致命的损伤，再进行止血包扎及固定搬运。检伤顺序及方法如下：

（1）检查伤员头面部是否有出血、肿胀，检查鼻孔、双耳是否出血或有脑脊液流出，检查口腔内是否有异物或牙齿脱落，如图3–1所示。

（2）检查伤员气管是否居中。检查颈部，询问是否疼痛并自上而下用手轻轻触摸颈椎，同时令伤员活动一下手指或脚趾。如不能活动或感觉消失，则可能有颈椎损伤，如图3–2所示。

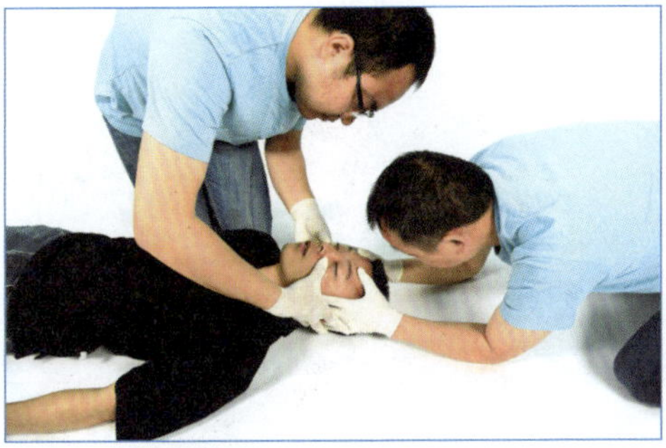

图3–1　检查头面部

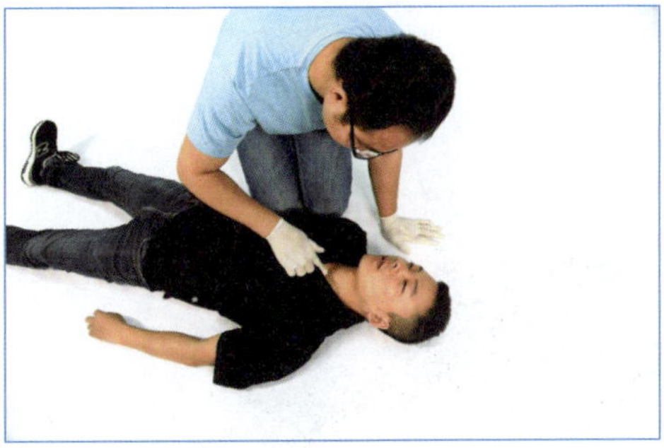

图3–2　检查气管和颈部

（3）用双手轻轻按压伤员双侧胸部，询问是否有疼痛、观察呼吸状况、胸廓是否对称及是否有伤口，判断是否有肋骨骨折和开放性气胸，如图3–3所示。

（4）用双手轻按伤员腹部，检查是否有压痛、包块及软硬程度，如图3–4所示。

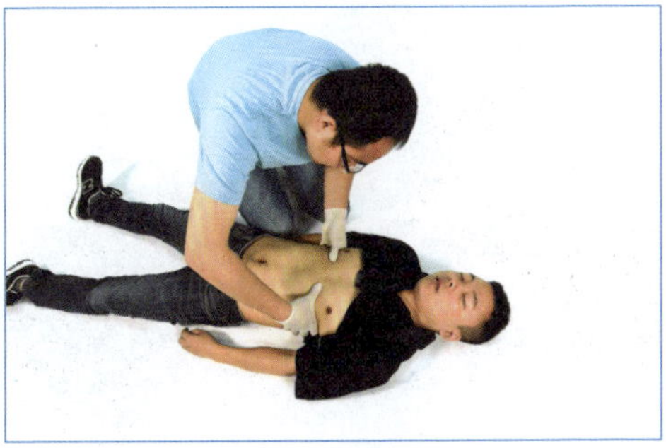

图3–3　检查胸部

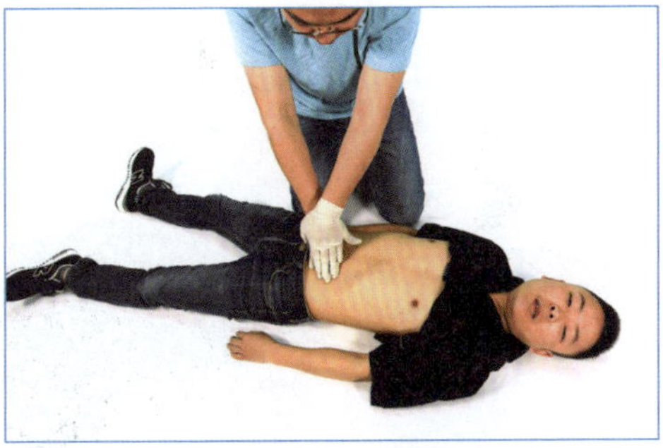

图3–4　检查腹部

（5）检查伤员背部，在未确定伤员是否存在有脊柱损伤时，切不可盲目搬动伤员。检查时用手平伸向伤员后背，自上而下触摸，检查有无肿胀、疼痛或畸形，如图3–5所示。

（6）检查伤员的骨盆是否对称，询问疼痛部位，双手轻轻挤压骨盆两侧，是否有疼痛，判断是否有骨盆骨折，如图3–6所示。

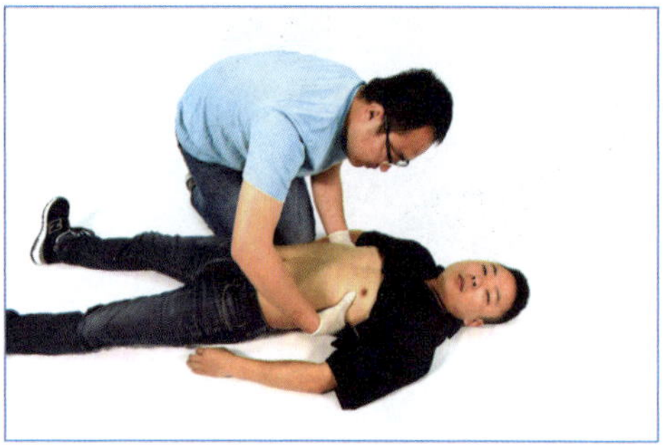

图3–5　检查背部

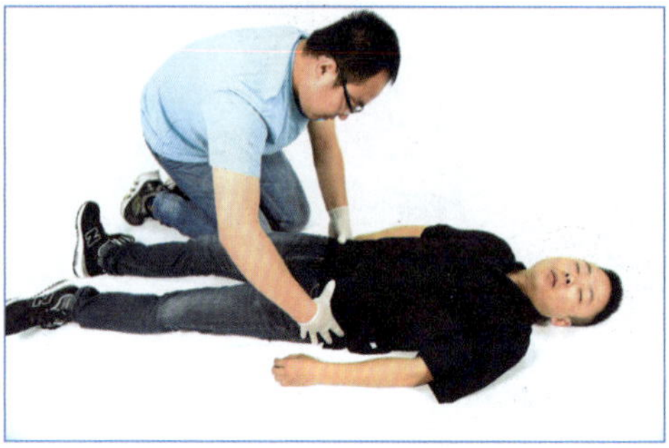

图3–6　检查骨盆

（7）检查下肢、上肢，询问疼痛部位，判断是否有骨折及出血，如图3–7所示。

（8）检查血液循环，在照明允许的情况下压迫指甲盖（甲床）后放松，观察充盈时间来估计血液循环（充盈时间大于2s则可判断为循环不足）。在光线不足时通过触摸动脉来判断，如图3–8所示。

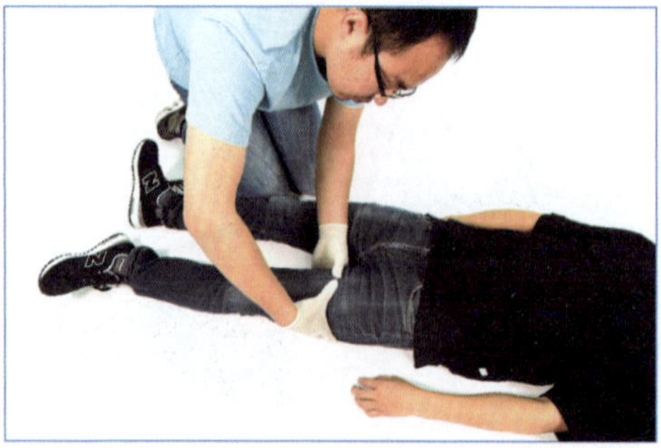

图3–7　检查下肢

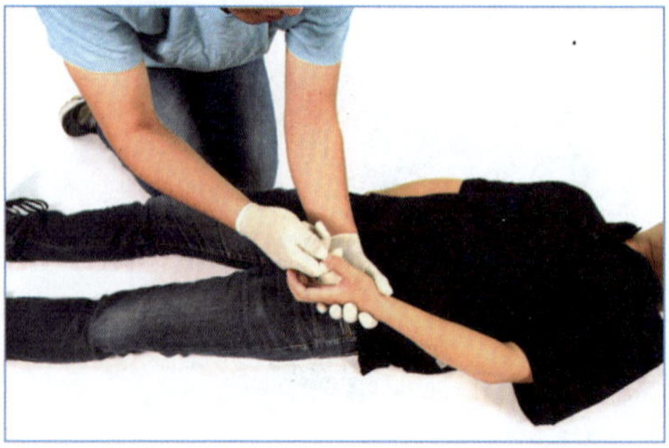

图3–8　检查上肢及血液循环

当光线不足时，可通过触摸动脉搏动来估计收缩压的大致数值，从而判断血液循环状况，参见表3–1。

表 3–1　动脉搏动与收缩压数值

可感觉到的脉搏跳动	收缩压估值不小于
桡动脉	90mmHg 以上
股动脉	70~80mmHg
颈动脉	60mmHg 左右

若血压（收缩压）低于90mmHg，失血量约为30%~40%。若不能触及颈动脉搏动，需要立即实施心肺复苏抢救。

1）桡动脉：食指、中指、无名指（三指并拢），按压手腕大拇指下方，能够感受到跳动，如图3–9所示。

2）股动脉：仰卧，大腿略外展，在腹股沟中点用两指稍用力就可感觉股动脉的搏动，如图3–10所示。

3）颈动脉：见第一章第二节中的“基础生命体征”。

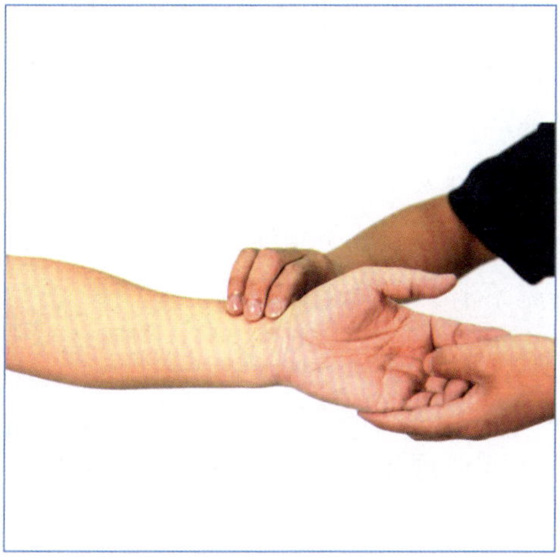

图3–9　检查桡动脉

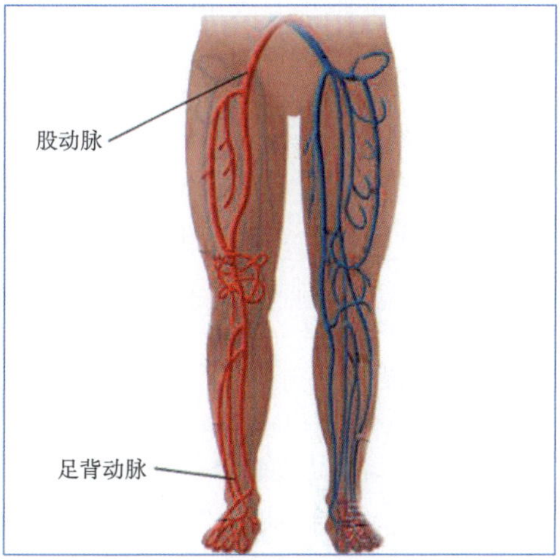

图3–10　股动脉

第二节　出血

血液由血浆和血细胞组成。一般成人的血量约占自身体重的8%，创伤引起的大量出血，易危及伤病员的生命，及时、有效地止血是挽救生命的必要措施。

一、出血的类型及特点

出血是因血管破裂而引起。

按部位分为外出血和内出血。皮肤表面破裂，血液流出体外，称为外出血，这是现场创伤救护的重点。血管破裂而皮肤完整，称为内出血。

按性质分为动脉出血、静脉出血和毛细血管出血。

（1）动脉出血：鲜红、呈喷射状、危险大。

（2）静脉出血：暗红、涌出、可压迫止血。

（3）毛细血管出血：鲜红、片状渗出、危险小。

二、出血量与症状

（1）失血量小于5%（200~400mL），可自动代偿。

（2）轻度失血：失血量为20%（800mL），出现轻度的休克症状；口渴、面色苍白、出冷汗、肢体湿冷，脉搏快而弱，可达每分钟100次以上。

（3）中度失血：失血量为20%~40%（800~1600mL），出现中度休克症状，呼吸急促、烦躁不安，脉搏可达每分钟100次以上。

（4）重度失血：失血量为40%以上时（约1600mL），可出现重度休克症状，伤员表情淡漠，脉搏细弱或摸不到，血压测不清，危及生命。

三、内出血的应急处理方法

（1）可疑内出血的一般判断。下列情况下应想到可能会有内出血：创伤、坠落伤、击打伤或钝器伤以及消化道溃疡出血等。

1）有外伤史或相关病史。

2）伤员面色苍白、皮肤发绀。

3）口渴、手足湿冷、出冷汗。

4）脉搏快而弱，呼吸急促。

5）烦躁不安或表情淡漠，甚至意识不清。

6）皮肤有撞击痕迹，局部有肿胀。

7）体表未见出血。

8）无明显原因的休克。

Tips

◎ 颅内出血禁止抬高下肢！

（2）处理原则。拨打急救电话，观察伤员生命体征，保持呼吸道通畅。条件许可的可抬高下肢。

第三节 止血

止血常用的材料有无菌敷料、创可贴、绷带、三角巾、止血带等，如现场无上述材料可以用干净的毛巾、手绢、领带、衣服等替代，如图3–11所示。

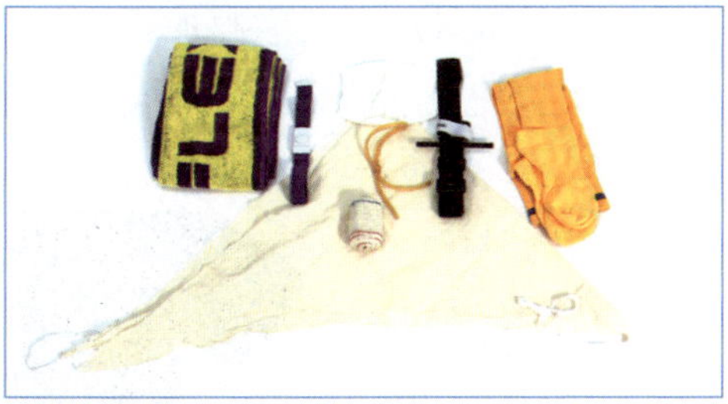

图3–11 止血材料

救护人员在为伤员止血时要做好自身防护措施，如处理伤口前应洗手，尽可能戴医用手套或不透水的材料。

少量出血只伤及皮肤表层，是最轻的一种损伤，表皮有少许出血点、渗血和擦痕。现场处理时，用肥皂水、清水冲洗伤口后，用创可贴或干净的敷料包扎。夏天可采用暴露疗法。

严重出血时，应立即止血，同时呼叫医疗急救机构。下面讲解具体的止血方法。

一、直接压迫止血

敷料盖于伤口，压迫止血。如果出血持续，再加更多敷料，用更大力量压迫，直至医生到达。具体方法如图3-12~图3-14所示。

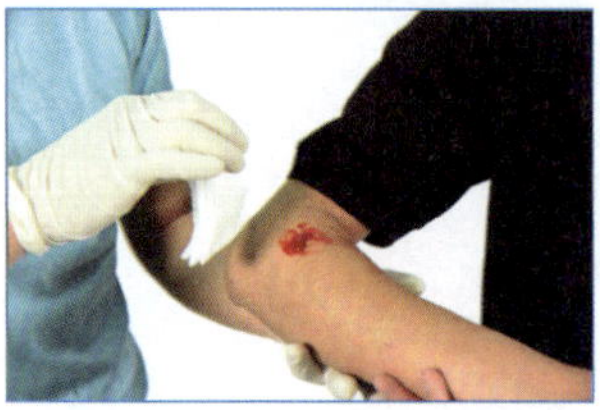

图3-12　压迫止血

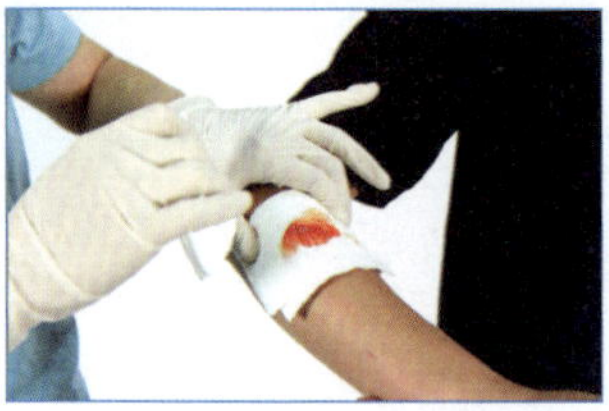

图3-13　加敷料止血

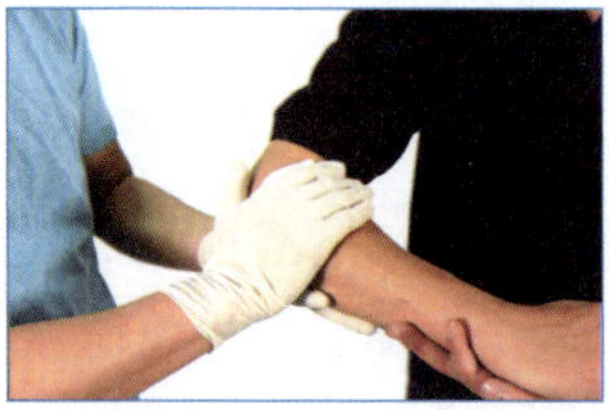

图3-14　用力压迫止血

二、加压包扎止血法

在直接压迫止血的同时，可用绷带、三角巾加压包扎。加压包扎止血法的方法是：

（1）救护人员直接压迫止血，敷料应大于伤口周边3cm。

（2）一般采用环绕敷料加压包扎。

（3）包扎完毕检查肢体末端血液循环，如图3-15和图3-16所示。

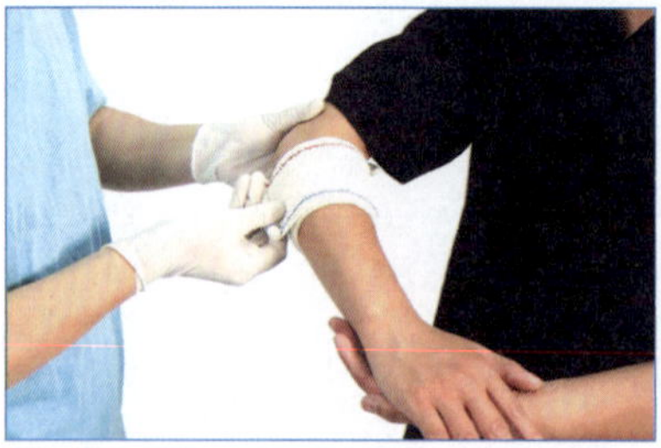

图3-15　环形加压包扎

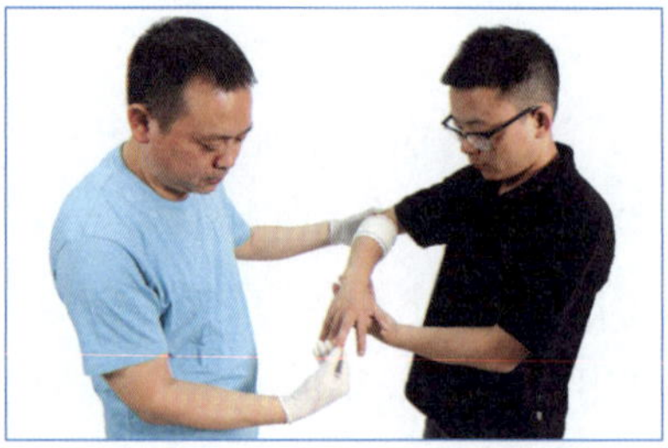

图3-16　包扎完毕查循环

三、间接压迫止血

异物刺入体内切勿拔出，以免引起大出血。

间接压迫止血的方法是：用大量的敷料置于异物周围，施加压力固定异物并止血，以免异物在搬运途中晃动加重损伤，如图3-17和图3-18所示。

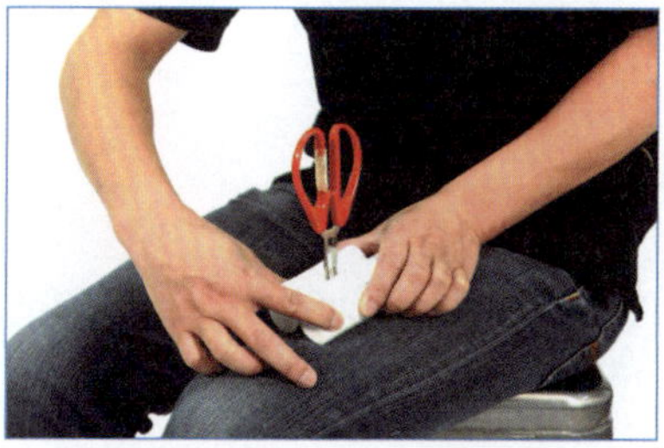

图3-17　异物旁加敷料

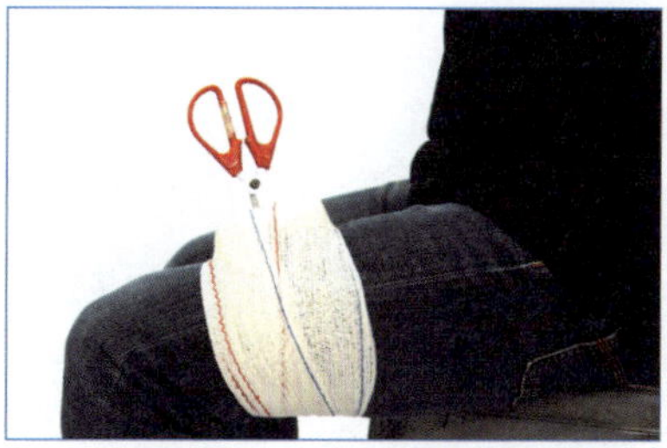

图3-18　用绷带固定

四、止血带止血法

使用止血带止血会对伤员的神经、肌肉造成损伤，引发人体的严重并发症，如酸中毒、高血钾症、休克等，因此只有在其它止血方法均无效且出血危及伤员生命时谨慎使用止血带止血。止血带止血法一般适用于四肢大动脉出血，使用止血带的救护人员应接受过专门的急救培训。

四肢出血止血带结扎位置：上肢大出血于上臂上1/3处结扎；下肢大出血于大腿中上段结扎；断肢处使用止血带止血时，应在伤肢上方结扎。

1. 卡式止血带

卡式止血带的使用方法如图3-19所示。

2. 橡胶管止血带

橡胶管止血带止血的方法：选适当长度的橡胶管，用一只手的食指、中指夹持止血带一端，绕肢体两圈，打活结固定，如图3-20所示。

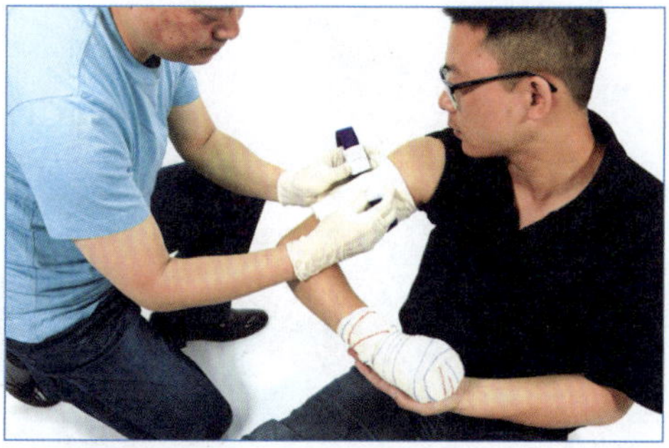

图3-19　卡式止血带止血

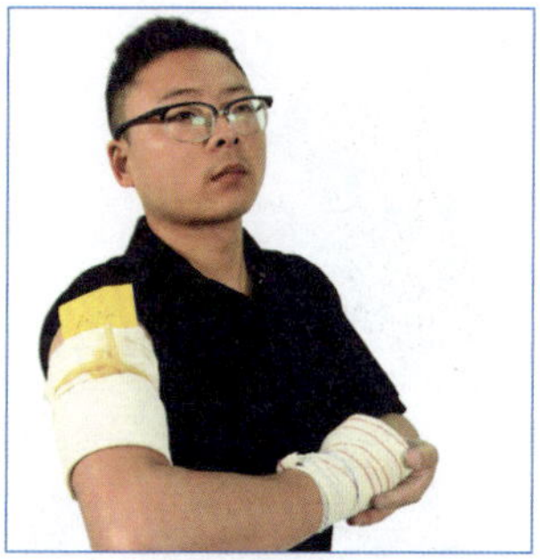

图3-20　橡胶管止血带止血

3. 布带绞紧止血法

实施步骤如下：

（1）抬高伤肢。

（2）将三角巾或其它布料折叠成5cm宽的平整的条状带。

（3）如上肢出血，在上臂的上1/3处（如下肢出血，在大腿的中上部）垫好衬垫（可用绷带、毛巾、平整的衣物等）。

（4）用折叠好的条状带在衬垫上加压绕肢体一周，两端向前拉紧，打一活结。也可先将条状带的中点放在肢体前面，平整地将条状带的两端向后环绕一周作为衬垫，交叉后向前环绕第二周，并打一活结。如图3-21~图3-23所示。

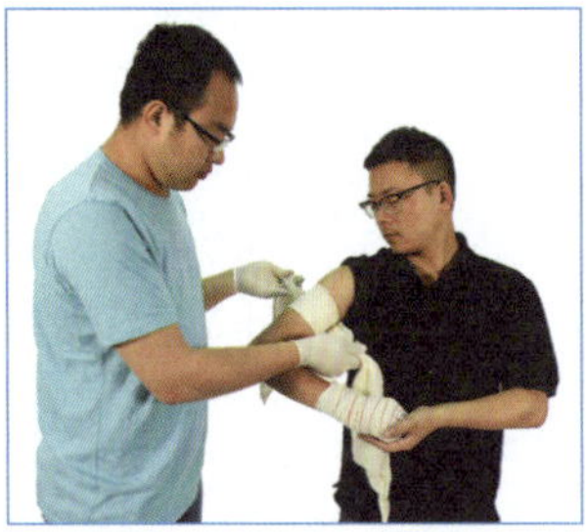
图3-21　布带环绕肢体

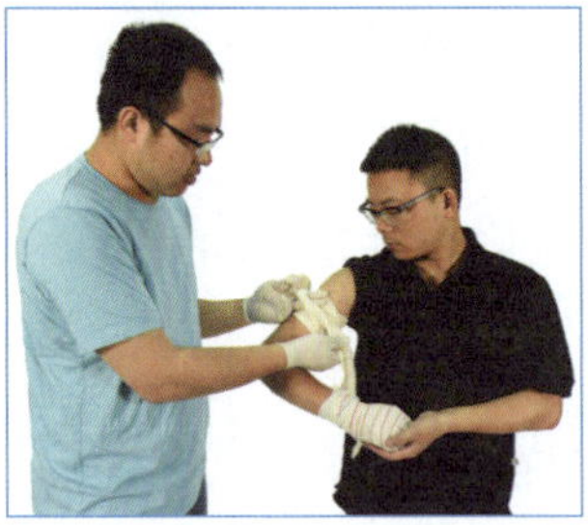
图3-22　布带交叉

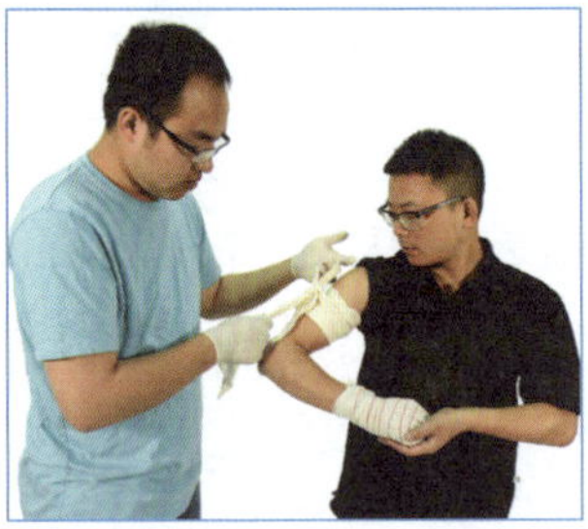
图3-23　打活结

（5）将一绞棒（如铅笔、筷子、木棒等）插入活结的外圈内（距活结约5cm），然后提起绞棒旋转绞紧至伤口停止出血为度，如图3-24所示。

（6）将棒的另一端插入活结的内圈固定，如图3-25所示。

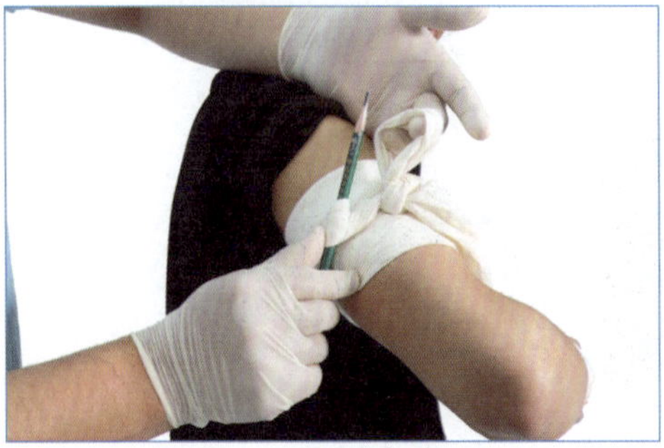
图3-24　穿绞棒绞紧

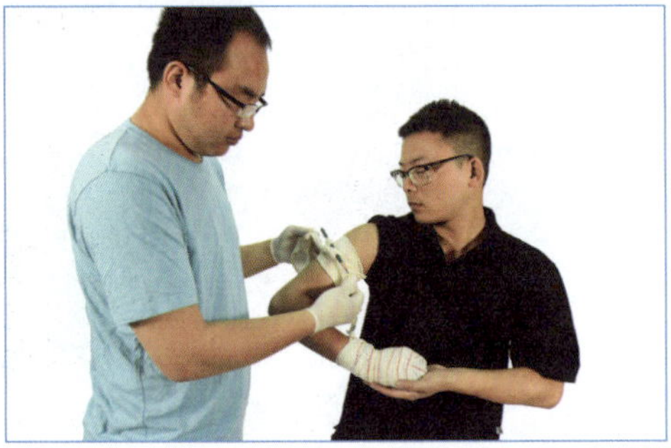
图3-25　固定绞棒

（7）结扎好止血带后，在明显部位注明上止血带时间（精确到分钟），如图3–26所示。

（8）每隔40~50min或发现伤员远端肢体变凉应放松一次，每次放松2~3min。放松时应在伤口处加压止血，再次上止血带时，结扎部位应比上一次结扎部位稍低。上止血带总时间不宜超过2h。

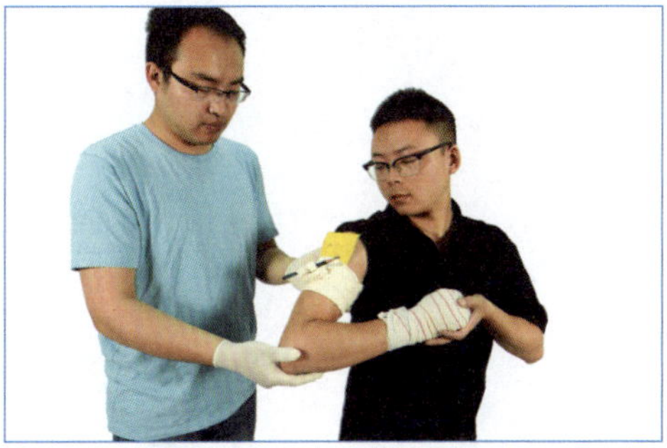

图3–26　标注时间

五、注意事项

（1）对于损毁的肢体，也可把止血带结扎在靠近伤口的部位，有利于最大限度地保存肢体，特别是伤口以下的肢体在保留困难的情况下更需如此，以利于重建假肢。伤口的残端采用回返式包扎止血（见本章第四节有关内容）。

（2）拆除止血带时，应详细告知医生上止血带的时间，再进行有效处理后方可拆除。

（3）禁止将铁丝、电线、绳索等无弹性的材料当作止血带。

第四节　包扎

现场利用绷带、三角巾、丝袜等材料进行快速、准确、有效的包扎是外伤救护的重要环节。

一、包扎的目的

（1）止血、减少出血，预防休克。

（2）保护伤口，防止进一步感染；保护内脏、血管、神经、肢体等人体重要部位。

（3）有利于转运伤员。

二、包扎材料

常用的包扎材料一般有绷带、弹力绷带、三角巾、创可贴、胶带等，也可就地取材，用领带、毛巾、头巾、干净的棉质衣服、丝袜等。包扎及固定材料如图3–27所示。

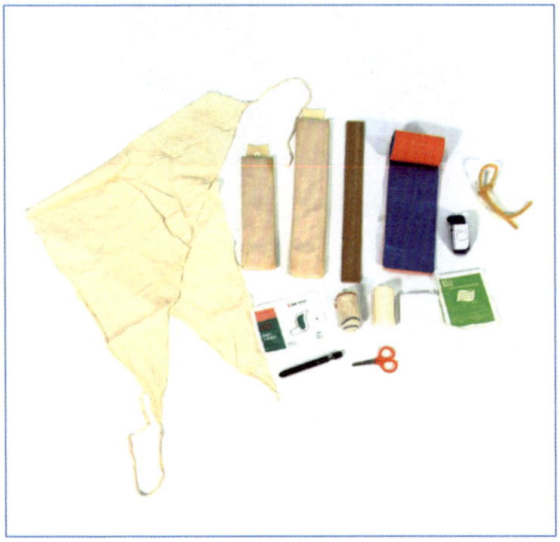

图3–27　包扎及固定材料

三、包扎的要求

轻：操作轻巧。

快：暴露伤口。

准：包扎位置。

牢：包扎牢固。

美：尽量美观。

四、包扎的注意事项

（1）救护人员尽可能戴医用橡胶手套，避免与伤员的血液发生接触。

（2）包扎时乳房下、腋下、两指间、骨突起部分一定要加垫。

（3）打结部位要加垫避免压迫伤口、眼、乳头、男性生殖器等部位。

（4）包扎完成后要注意观察伤员伤肢末端的血液循环，通常压迫伤肢的指甲盖（甲床）然后放松，2s内甲床充盈的为正常，如果大于2s充盈的就需要调整包扎的松紧度。

五、包扎前的检查判断

现场进行包扎处理时，要仔细检查伤口的位置、大小、深度、污染程度、有无异物等，并根据不同情况采取相应的包扎处理方法。开始包扎前应在伤员受伤部位放置棉质品做成的敷料，敷料应大于伤口周边3cm。

六、包扎方法

1. 绷带包扎

（1）原则。

1）由远至近、由里到外，绷带卷在身体上滚动，力度合适，达到止血目的，如图3-28所示。

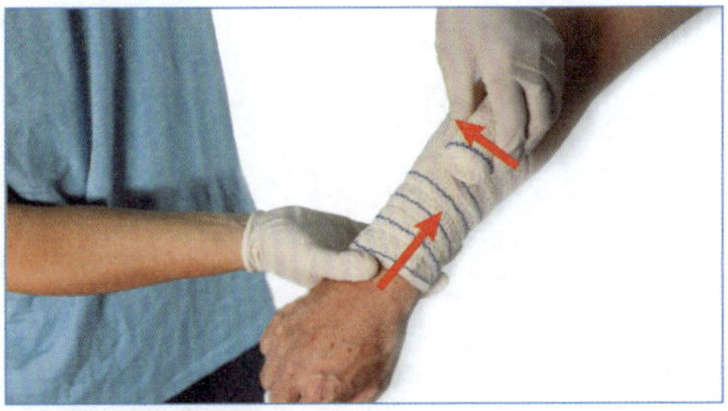

图3-28　由远至近、由里到外包扎

2）包扎开始和结束时必须固定两圈，防止滑脱，如图3-29所示。

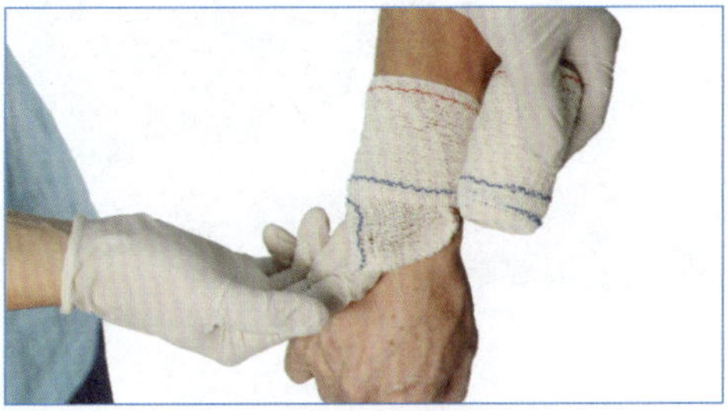

图3-29　绷带环绕一圈三角折入再环绕一圈

3）包扎完毕后，将多余的绷带卷固定在伤肢外侧：上肢在大拇指侧打结，下肢在小脚趾侧打结。

4）检查远端动脉搏动，包扎不宜过紧或过松，适当调整松紧度。

5）随时观察伤肢血液循环、感觉和运动功能。

（2）绷带包扎的方法。

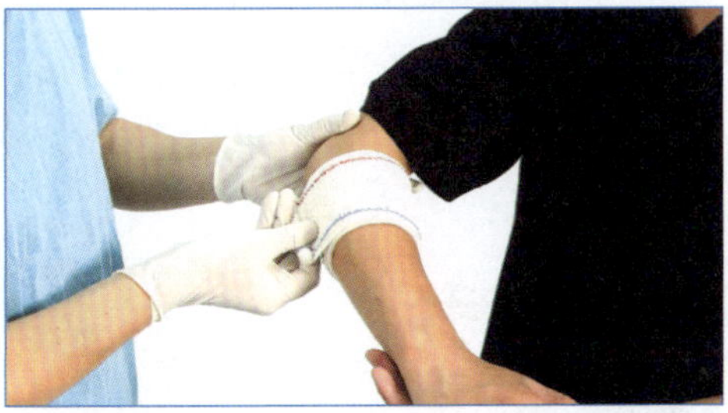

图3-30　环形包扎

1）环形包扎：适用于肢体粗细相等的部位，用途极其广泛。

包扎方法：将绷带一端斜放，绕受伤部位包扎一圈后把斜角反折，再环形缠绕数圈至完全覆盖敷料，固定在伤肢外侧，包扎完毕后检查伤肢末端的血液循环，如图3-30和图3-31所示。

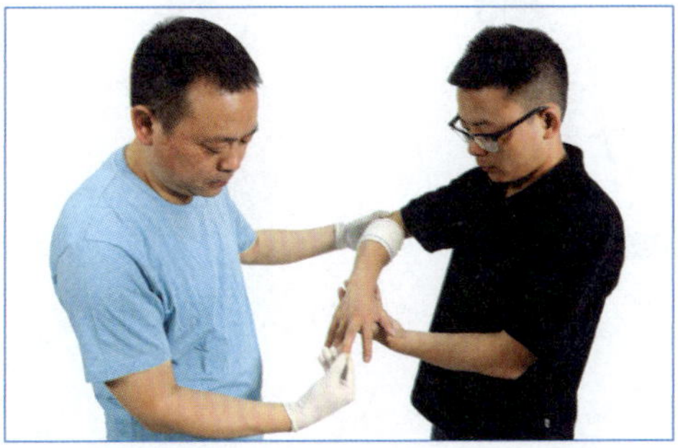

图3-31　查看血液循环

2）螺旋包扎：适用于肢体粗细相等的部位。如果使用有一定弹性的绷带，也可以用于粗细不等的肢体包扎。

包扎方法：环行包扎两圈后，每一圈压住上圈的1/2或1/3，固定在伤肢外侧，包扎完毕后检查伤肢末端的血液循环，如图3–32和图3–33所示。

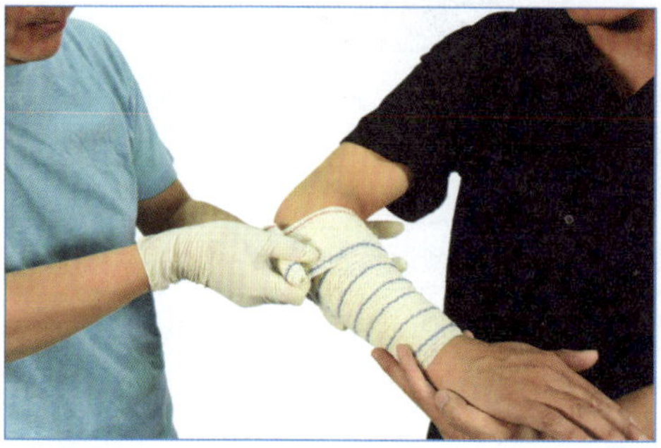

图3–32 螺旋向上

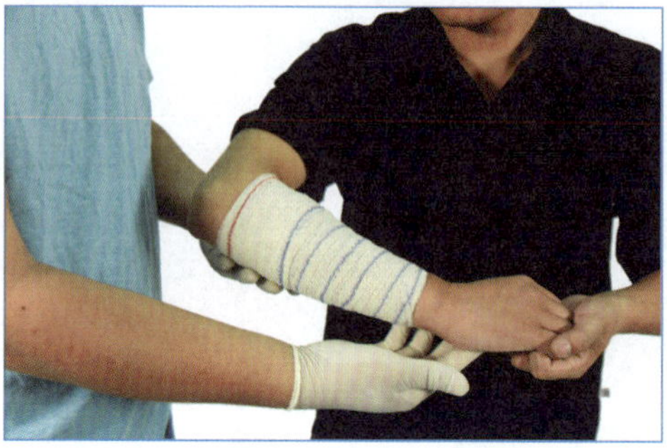

图3–33 覆盖上圈的1/2或1/3

3）“8”字包扎：适用于大关节处。

包扎方法：关节处环形包扎两圈，绕关节下上“8”字形缠绕，绷带固定于伤肢外侧，包扎完毕后检查伤肢末端的血液循环，如图3–34~图3–36所示。

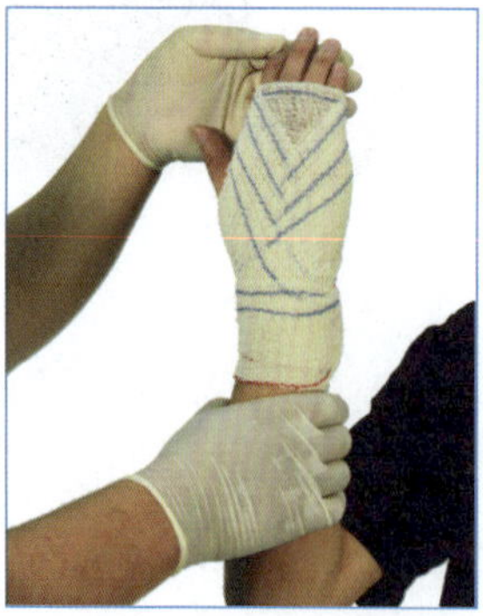

图3–34 手背部“8”包扎

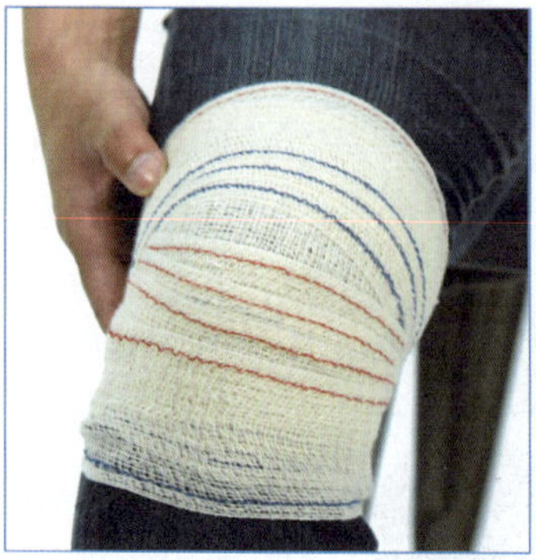

图3–35 膝关节“8”包扎

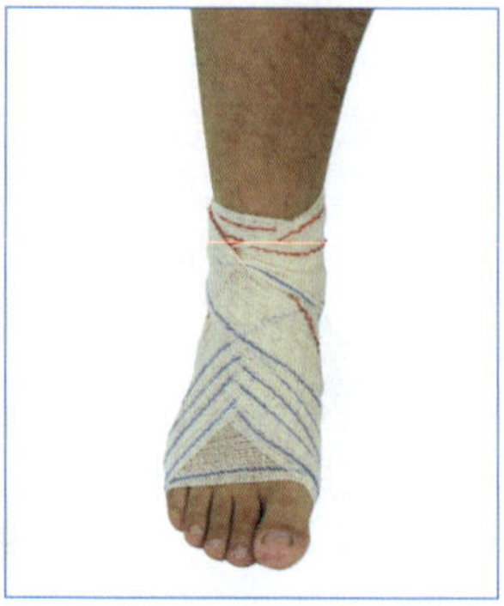

图3–36 踝关节“8”包扎

4）回返式包扎：适用于断肢及头部伤口包扎。

包扎方法：在伤口处加敷料，用绷带在伤肢近心端或关节处环形包扎两圈并固定，然后从伤口一侧中部向上加压包扎至另一侧对称位置并用手指捏紧，呈扇形回返包扎至完全覆盖敷料，再螺旋包扎由上而下固定绷带，结打在外侧，如图3–37所示。如为上肢断离伤则应采用大悬臂带。随时观察伤员的生命体征。

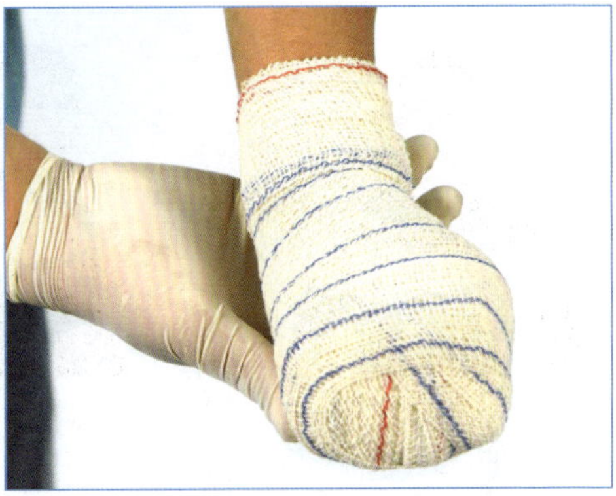

图3–37　回返式包扎

断离肢体应用干净的敷料（毛巾）包裹，也可装入塑料袋中再包裹。将包裹的断肢放入塑料袋中密封，再放入装有冰块的容器中，交给医务人员。

> **Tips**
>
> ◎ 断离肢体保存在2~3℃的环境中。

2. 三角巾包扎

（1）三角巾头顶帽式包扎：适用于头部伤口。

包扎方法：

1）将三角巾底边向内折叠约1~2横指宽，中间置于伤员前额齐眉处。

2）两底角经两耳上方拉向头后枕骨下方交叉并压住顶角，绕回前额打结，如图3–38所示。

3）一手按于头部敷料处，一手向下拉紧顶角，折叠后掖入头后部交叉处三角巾内，如图3–39所示。

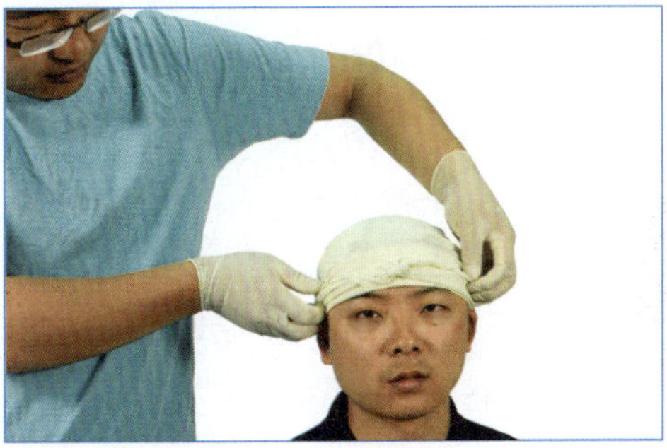

图3–38　绕回前额打结

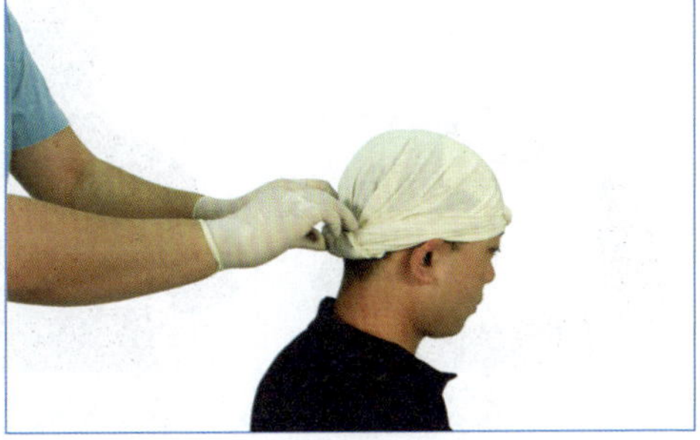

图3–39　掖入头后部交叉处

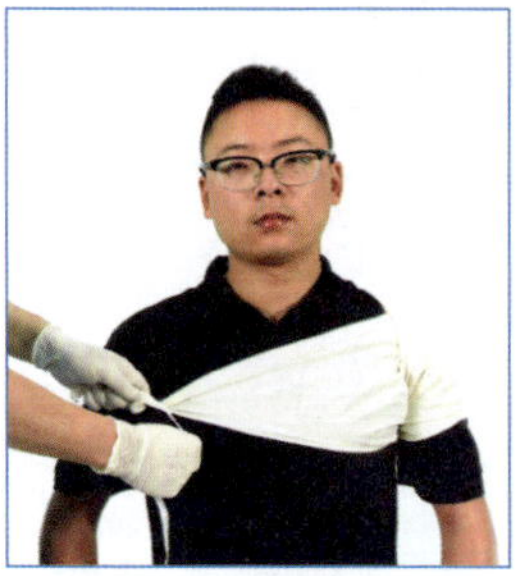

图3–40　健侧腋前线打结

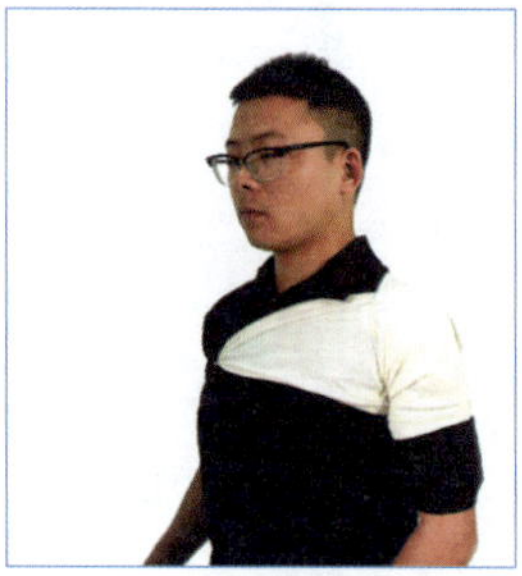

图3–41　燕尾式肩关节包扎

（2）三角巾燕尾式肩关节包扎：适用于肩部皮肤擦伤。

包扎方法：

1）三角巾折叠成燕尾式，大片在后压住小片，燕尾夹角约90°，置于受伤侧肩部，并覆盖住敷料。

2）燕尾底边包绕上臂上1/3处，环绕打结固定。

3）水平拉紧两燕尾角至健侧腋前线或腋后线打结，打结处加垫，如图3–40和图3–41所示。

（3）三角巾三角悬臂带固定包扎：适用于肩部、手、腕部受伤。

包扎方法：

1）把三角巾顶角放置于伤肢外侧，侧边平行于前臂上，用底边包绕全臂，如图3–42所示。

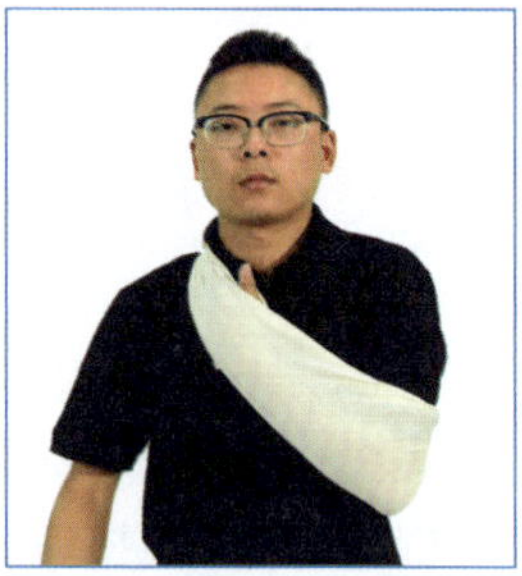

图3–42　三角悬臂带固定包扎

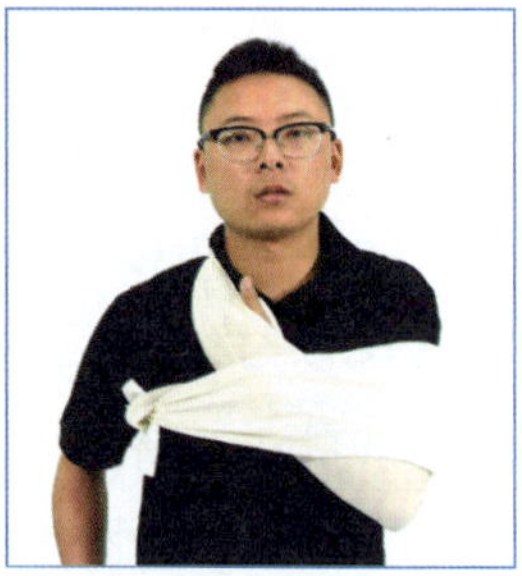

图3–43　制动带固定

2）两底角拉到健侧肩上，相遇打结，受伤部位加垫。

3）用制动带固定并检查伤肢末端的血液循环，如图3–43所示。

（4）三角巾单侧胸背部包扎：适用于胸、背部受伤。

包扎方法（见图3–44和图3–45）：

1）伤口加敷料，将三角巾

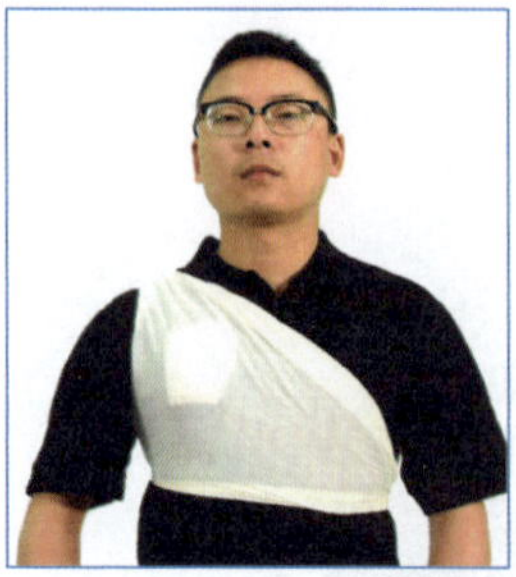

图3–44　单侧胸部包扎（前）

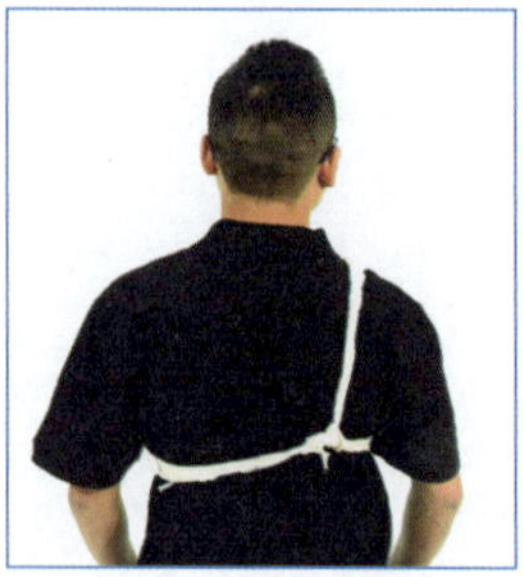

图3–45　单侧胸部包扎（后）

展开，顶角放在伤侧肩上。

2）底边向上反折置于胸部下方，并绕胸至背的侧面打结。

将顶角拉紧，顶角系带穿过打结处上提系紧。

3）背部包扎：方向相反。

（5）三角巾大悬臂带包扎：适用于前臂外伤、骨折处理。

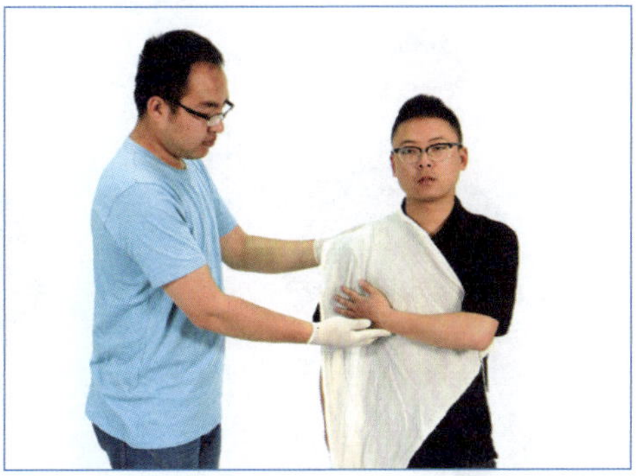

图3-46　三角巾顶角对准伤肢的肘部

包扎方法：

1）将三角巾铺于胸前，顶角对准伤肢的肘部稍外侧，一底角搭于健侧肩上，如图3-46所示。

2）屈曲伤肢压住三角巾，将三角巾另一底角提起，两端绕到颈后在健侧肩部加垫打结，顶角向肘部反折，卷紧后掖入肘部；也可将顶角系带绕后背至对侧腋前线与底边打结，起到固定制动的作用，如图3-47和图3-48所示。

3）腋下加垫，固定后检查伤肢末端血液循环。

（6）三角巾小悬臂带固定包扎：适用于上臂骨折。

包扎方法（见图3-49）：

1）将三角巾折成宽带，中央放在前臂近腕处。

2）一底角放于健侧肩上，另一底角放于伤侧肩上。

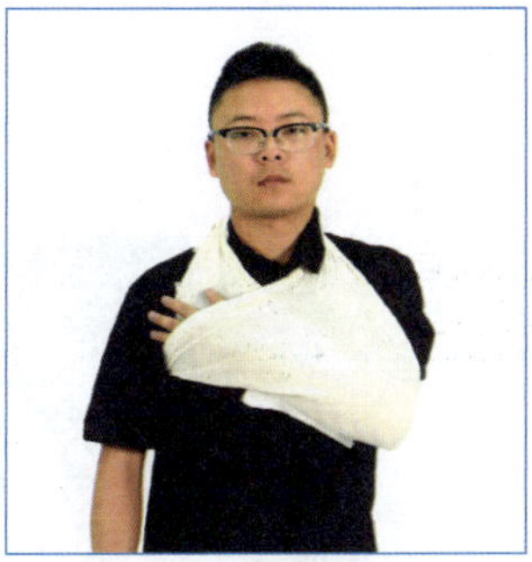

图3-47　三角巾大悬臂带包扎

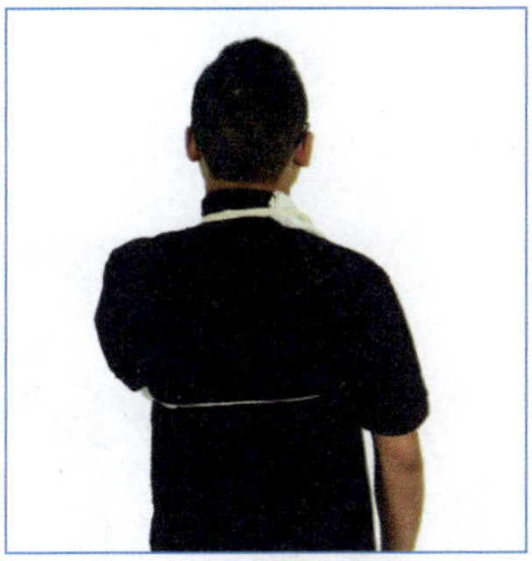

图3-48　顶角系带固定制动

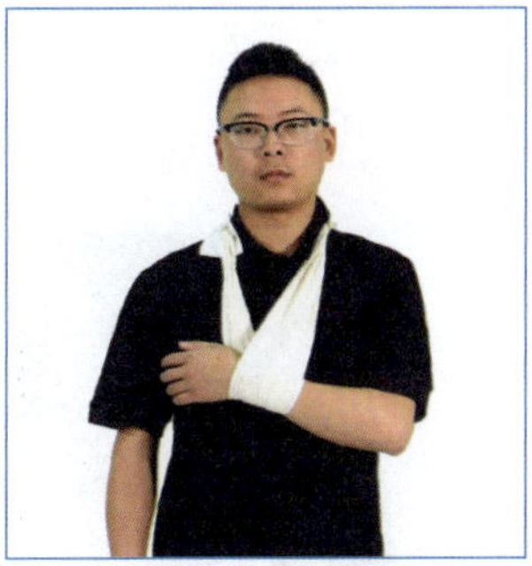

图3-49　三角巾小悬臂带固定

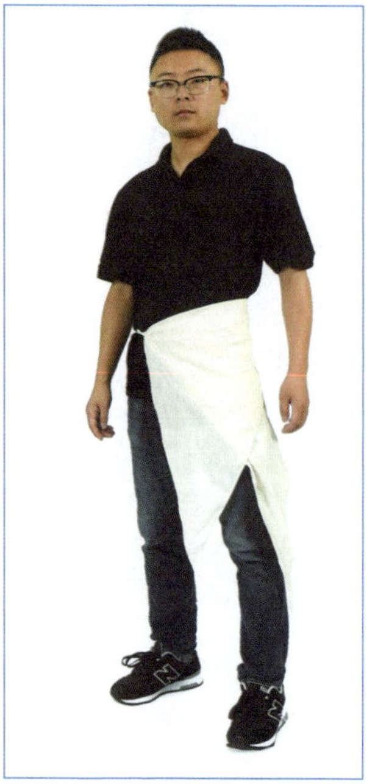
图3-50　三角巾燕尾式臀部包扎（前）

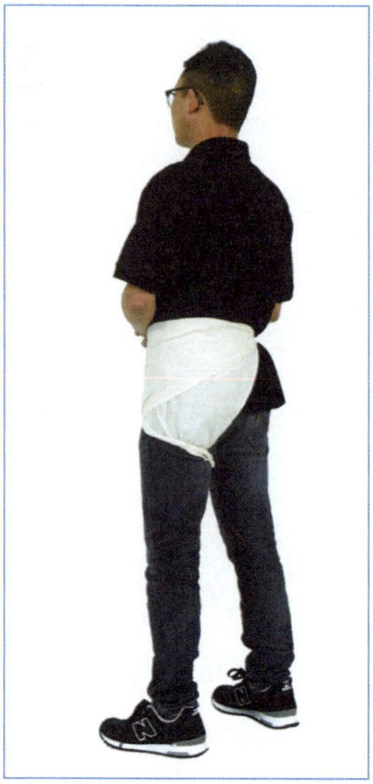
图3-51　三角巾燕尾式臀部包扎（后）

3）两底角绕颈在颈侧方打结，打结处加垫。

4）将前臂悬吊于胸前，手腕部高于肘部。

5）检查伤肢末端的血液循环。

（7）三角巾燕尾式臀、腹部包扎：适用于臀、腹部受伤。

包扎方法（见图3-50和图3-51）：

1）将三角巾折叠成燕尾式，燕尾夹角约60°朝下对准伤肢外侧中线。

2）包臀大片放后边，包腹大片放前边。

3）顶角与底边中央分别过腰腹部到对侧打结，打结处加垫。

4）两底角包绕伤侧大腿根部打结，打结处加垫。

（8）三角巾膝关节带式包扎：适用于膝关节受伤。

包扎方法：

1）将三角巾折成宽带，中段斜放关节上，如图3-52所示。

2）两端向后交叉环绕，返回时压上下两边，如图3-53和图3-54所示。

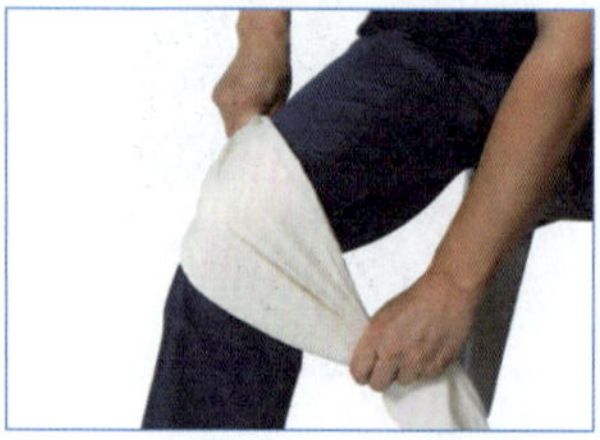
图3-52　三角巾斜放在关节上

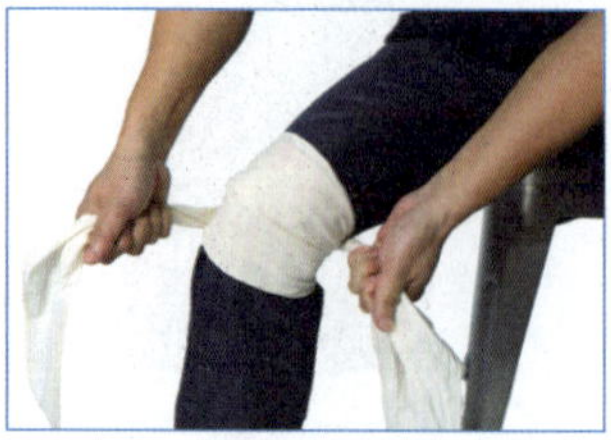
图3-53　膝关节后交叉

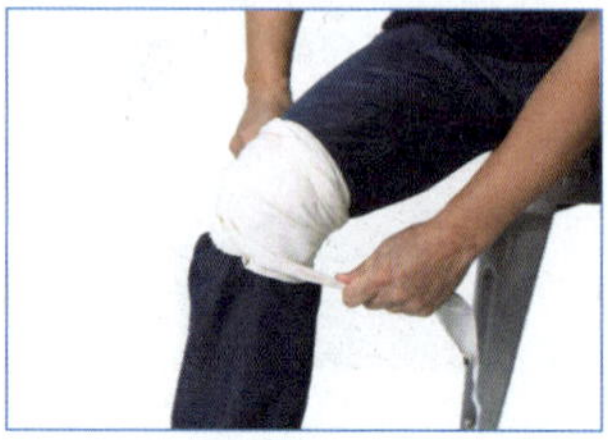
图3-54　压住布条上下两边

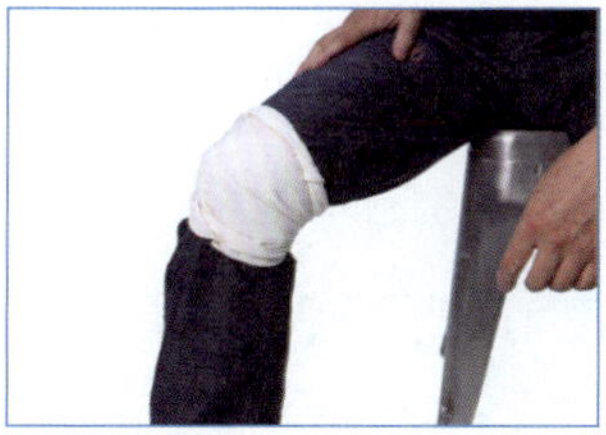
图3-55　打结在外侧

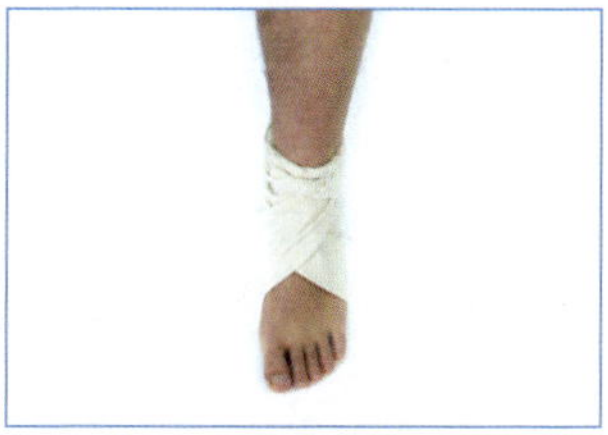
图3-56　踝关节带式包扎（前）

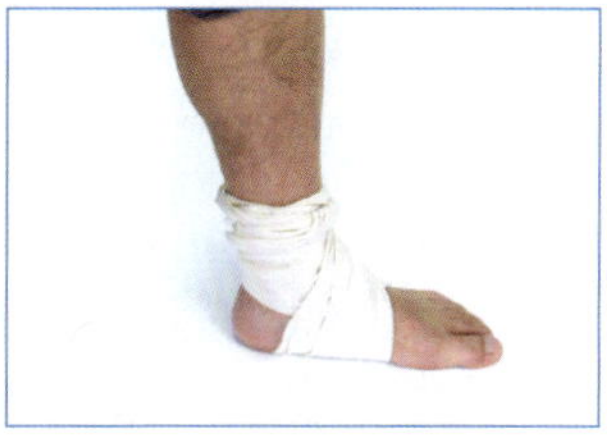
图3-57　踝关节带式包扎（侧）

3）包绕伤肢一周并在外侧打结固定，如图3-55所示。

（9）三角巾踝关节带式包扎：适用于踝关节受伤。

包扎方法（见图3-56和图3-57）：

1）将三角巾折成宽带，中段兜住脚心向上拉。

2）在脚面“8字”交叉后在绕踝关节一圈。

3）在踝关节前打结。

（10）三角巾手足部包扎：适用于手、脚趾的烧烫伤及冻伤。

包扎方法：

1）三角巾展开。

2）手指或足趾尖对向三角巾的顶角。

3）手掌或足平放在三角巾中央。

4）指缝或趾缝间插入无菌敷料，如图3-58所示。

5）将顶角折回，盖于手背或足背，如图3-59所示。

6）将两底角分别围绕到手背或足背打交叉。

7）再在腕部或踝部围绕一圈后在腕部背侧或踝部前方打结，如图3-60所示。

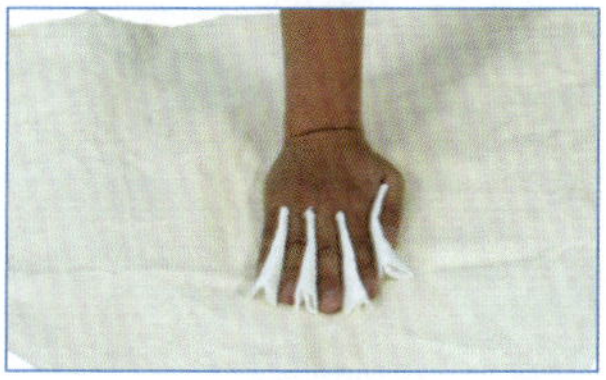
图3-58　指缝间用无菌敷料分开

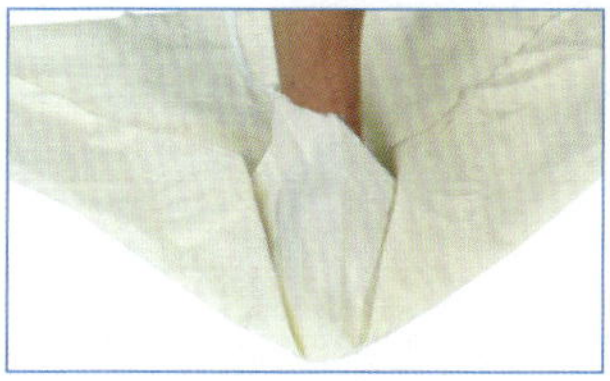
图3-59　顶角折回盖于手背

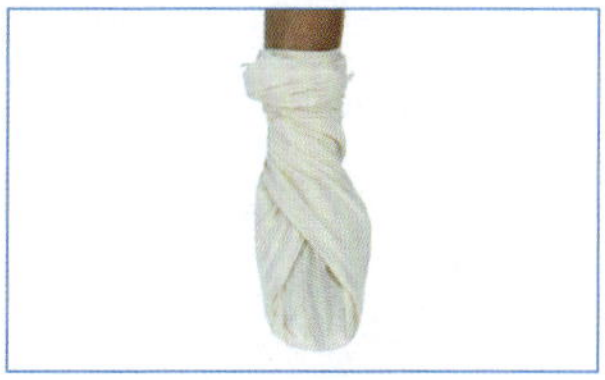
图3-60　在腕部背侧打结

第五节 骨折固定

骨骼的完整性由于受到外力等原因的作用，而发生改变，称为骨折。断骨的残端还可能伤害周围的肌肉、神经、血管以及内脏，因此当发现伤员有骨折症状时应快速、有效地进行骨折固定，避免伤员的二次损伤。

一、骨折的分类

闭合性骨折：骨折部位外皮完好，受伤部位可能出现大面积淤伤或肿胀。

开放性骨折：皮肤因骨折而破裂，伤口深入骨折处或骨骼外露，增加感染机会。

二、骨折的症状

（1）骨折处疼痛。

（2）骨折处肿胀。

（3）骨折处畸形。

（4）功能障碍：伤处不能正常活动，甚至失去活动能力。

（5）复杂骨折的症状：伤肢末端可能极痛，皮肤苍白或指甲发绀，因此需对伤员的血管、神经进行检查。上肢检查桡动脉，下肢检查足背动脉，轻轻触压伤肢的指、趾，观察有无感觉以及能否自主活动。

三、骨折固定的目的

（1）制动，减轻疼痛；减少出血、肿胀。

（2）避免损伤进一步加重。

（3）防止闭合性骨折转化为开放性骨折。

（4）有利于搬运伤员。

四、骨折固定的材料

（1）专业材料有铝塑夹板和塑料加垫夹板，如图3-61所示。

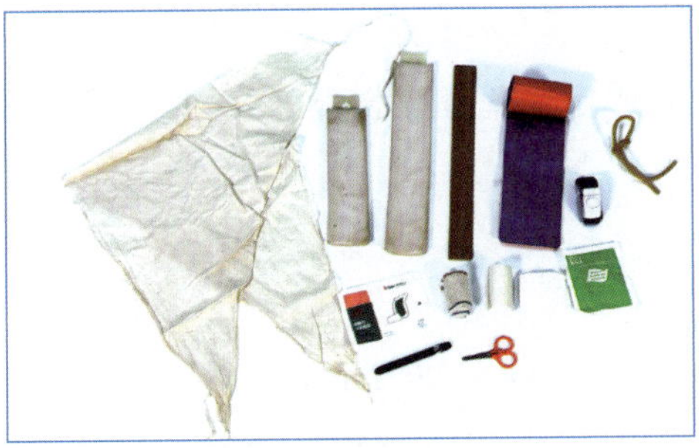

图3-61　骨折固定的材料

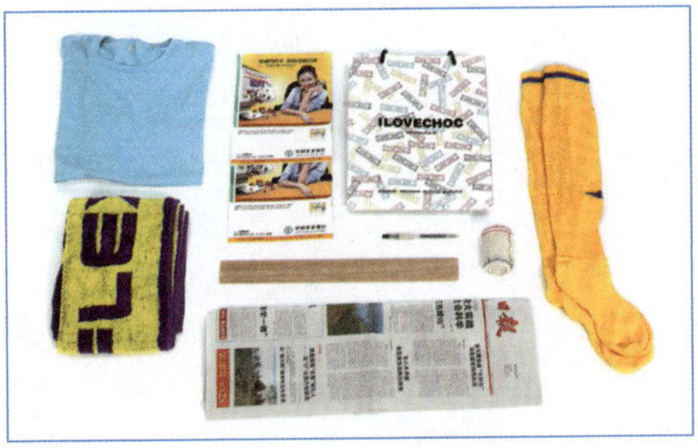

图3-62　自制材料

（2）现场自制材料包括：

1）杂志、硬纸板、木板、直树枝等做临时夹板，如图3-62所示。

2）现场无其它材料时可借助躯干、健肢进行固定。

五、骨折固定的要求

（1）首先检查伤员的生命体征，如有严重出血，应先止血包扎、后固定。

（2）夹板的长度应超骨折部位的上下两关节，骨突处加垫。

（3）开放性骨折不冲洗、不回纳、不牵拉。

（4）暴露肢体末端以便检查血液循环。

（5）固定前后均应检查循环和神经功能。

（6）前臂和小腿骨折尽可能使用两块夹板，以防肢体旋转，避免骨折端互相接触，造成二次损伤。

（7）用躯干或健肢固定时，健肢与伤肢空隙部位应用软垫填实。

六、骨折固定的方法

（一）原则

根据不同现场条件以及骨折部位采取不同的骨折固定方法。

（二）具体方法

1. 锁骨骨折

当跌倒时，肩部先着地或手掌伸出撑地，外力的间接传导导致锁骨骨折。

现场固定方法（见图3-63）：

锁骨骨折使用“三角悬臂带法”固定。固定前，在受伤侧腋下以及三角巾打结处加软垫。现场若无三角巾，可用围巾、衣物代替。

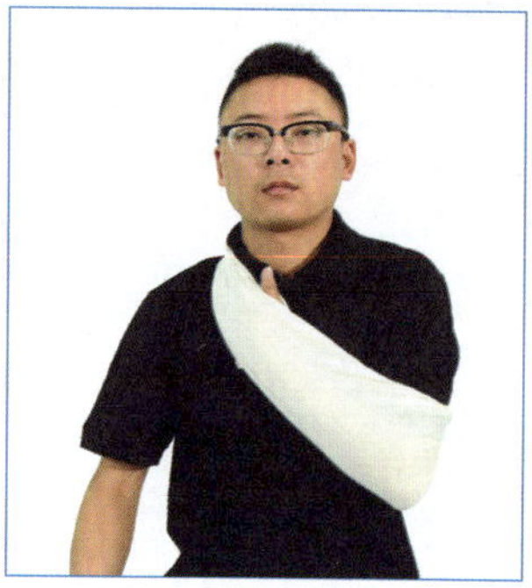

图3-63　锁骨骨折固定

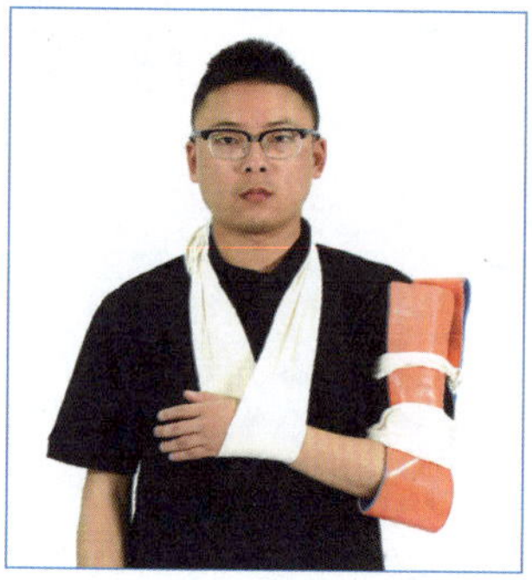

图3-64　上臂骨折铝塑夹板固定

2. 上臂骨折

上臂骨折多由直接暴力和间接暴力所引起，如摔伤、撞伤和击打伤。

现场固定方法（见图3-64和图3-65）：

（1）轻轻地将前臂横放在胸前，手心向内，用未受伤的手承托受伤手臂。

（2）放软垫于受伤部位与夹板之间，用两块夹板（现场无夹板时也可使用木板、纸板、书本、杂志等代替）固定伤臂。

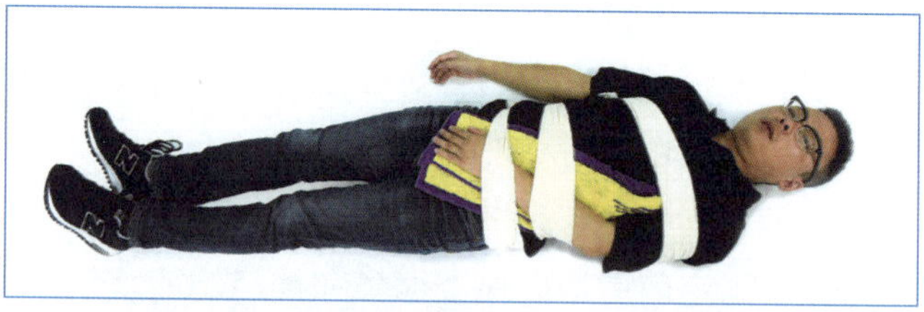

图3-65　上臂下端骨折躯干原位固定

（3）上臂使用“小悬臂带法”固定包扎。

（4）露出受伤手臂的末端，检查伤肢的血液循环。

如果是上臂下端骨折，现场不宜采用夹板，因为会增加血管神经损伤的机会。应采用躯干原位固定，如图3-65所示。

3. 前臂骨折

前臂骨折多由摔伤、撞伤和扭转暴力所致。

现场固定方法（见图3-66~图3-68）：

（1）轻轻地将前臂横放在胸前，手心向内，身体稍稍前倾，用未受伤的手托着受伤手臂。

（2）用两块夹板分别置于前臂的内、外侧（现场无夹板时也可使用木板、纸板、书本、杂志等代替），骨突部加垫后固定（夹板应长于肘关节、腕关节）。使用“大悬臂带法”固定伤臂，手腕略高于肘关节，并用制动带固定。

（3）露出受伤手臂的末端，检查伤肢的血液循环。

如现场无法找到急救器材时，也可使用衣物固定伤肢。

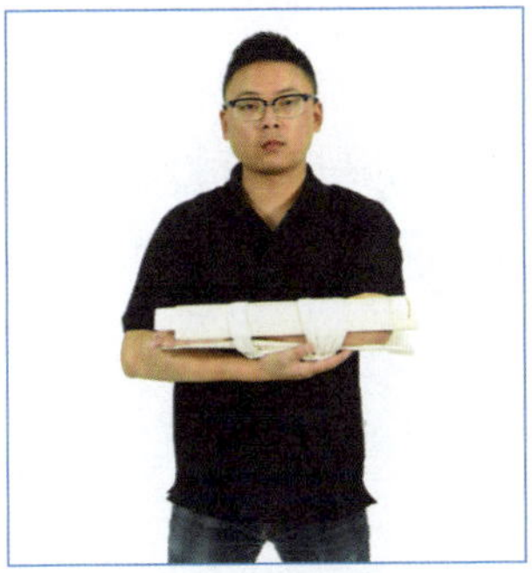

图3-66　夹板固定

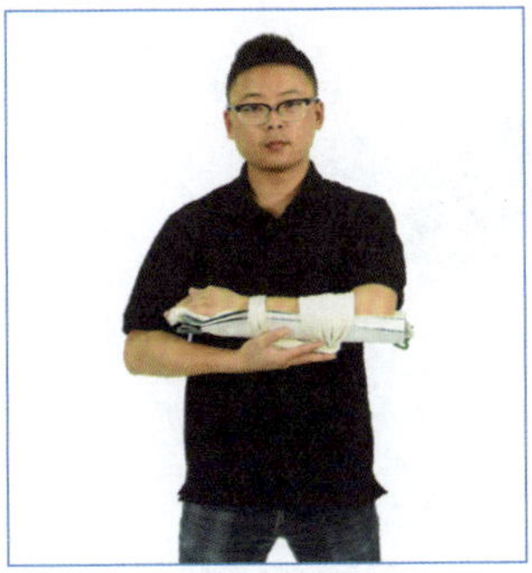

图3-67　纸板固定

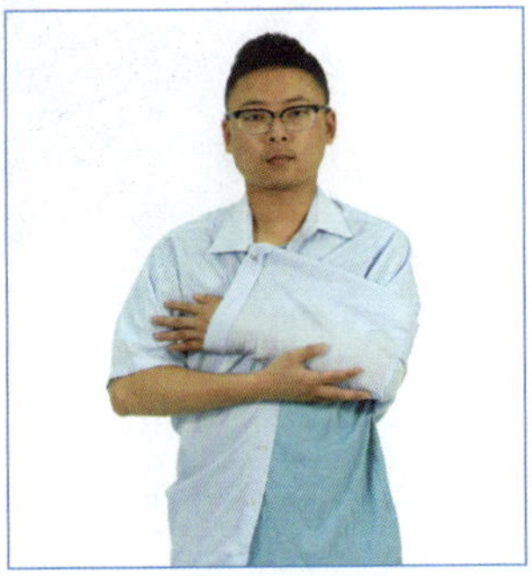

图3-68　衣物固定

4. 手掌、手指及手腕骨折

手掌骨折通常因压伤所致，皮肤可能破损。

手指骨折通常因为机械扭伤或手指被撞击（如打篮球、排球）所致。手指关节脱位与骨折很难分辨，一般按骨折处理。

手腕骨折：老人跌倒时，最容易导致前臂近腕部骨折。因为腕部骨折与脱位很难分辨，一般手腕受伤时应做腕部骨折处理。

现场固定方法（见图3-42和图3-43）：

（1）让伤员坐下，利用软垫保护受伤的手。

（2）利用“三角悬臂带法”将伤肢固定在胸前。

（3）检查伤肢手部感觉、活动能力及血液循环。

5. 肋骨骨折

伤员伤侧胸痛，深呼吸或咳嗽时，胸壁疼痛加剧。

现场固定方法（见图3-69）：

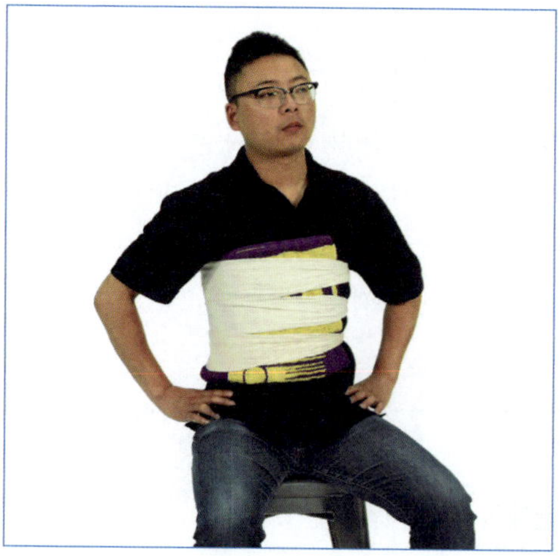

图3–69　肋骨骨折固定

（1）伤员取坐位。

（2）在伤员伤侧加长衬垫。

（3）伤员深呼气末屏气，用3条宽带（约10cm）三角巾对伤侧自上而下依次进行固定，在健侧腋前线或腋后线加垫打结。

（4）观察伤员的呼吸、脉搏，保持呼吸道通畅。

6. 大腿骨折（健肢固定）

大腿骨折常由巨大外力所致，如重物砸伤、高空坠落、车祸等。

现场固定方法：

（1）伤员仰卧位，将健肢移动至伤肢旁。

（2）从膝关节处滑入1条窄带及3条宽带，窄带放置于踝关节处，宽带放置于膝关节处及骨折的上、下端，如图3–70所示。

（3）放软垫于大腿、膝及脚踝间，并将空隙处用软垫填满。

（4）先用窄带“8字包扎法”固定伤肢的踝关节，而后用宽带固定膝关节，再固定骨折的上端和下端，最后在健肢外侧打结并在打结处放置软垫，如图3–71所示。

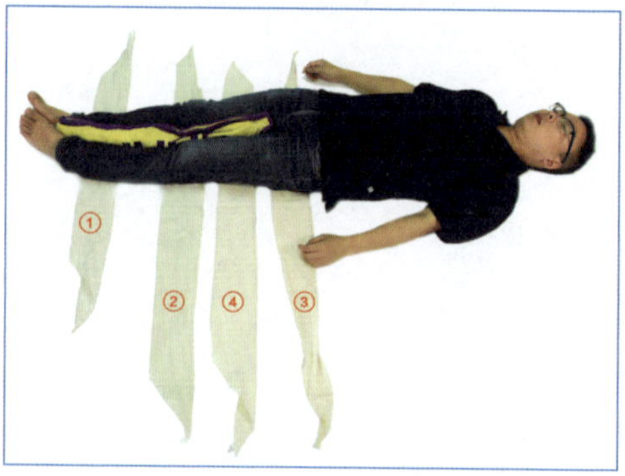

图3–70　①②③④为大腿骨折固定顺序

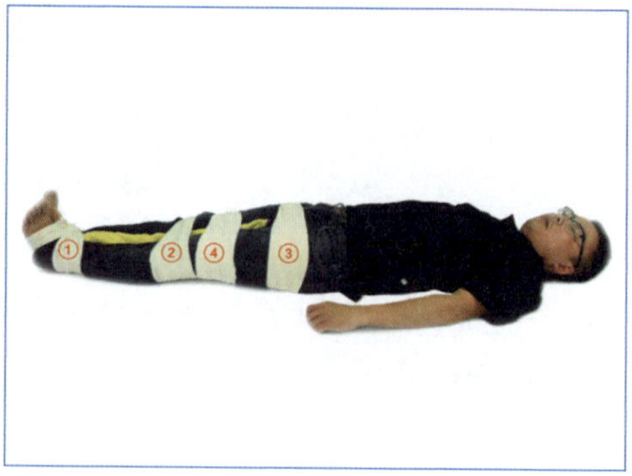

图3–71　大腿骨折固定

（5）检查足部感觉、脚趾活动能力以及足部的血液循环。

7. 小腿骨折（健肢固定）

小腿骨折多由外伤所致，如撞伤、压伤、扭伤或高处坠落伤等。骨折多为开放性骨折。闭合性小腿骨折可因挤压、出血导致小腿骨筋膜室压力增高而出现骨筋膜室综合征，造成小腿缺血、坏死，发生肌肉挛缩畸形，因此小腿骨折固定时切忌固定过紧。

现场固定方法：

（1）伤员仰卧位，将健肢移动至伤肢旁。如需要，可剪开裤管，露出伤口，以便处理。

（2）从膝关节处滑入1条窄带及3条宽带，窄带放置于踝关节处，宽带放置于骨折的上端、下端和膝关节处。

（3）放软垫于膝及脚踝间，并将空隙用软垫填满。

（4）先用窄带“8字包扎法”固定伤肢的踝关节，而后用宽带固定膝关节，再固定骨折的上端和下端，最后在健肢外侧打结并在打结处放置软垫，如图3-72所示。

（5）检查足部感觉、脚趾活动能力以及足部的血液循环。

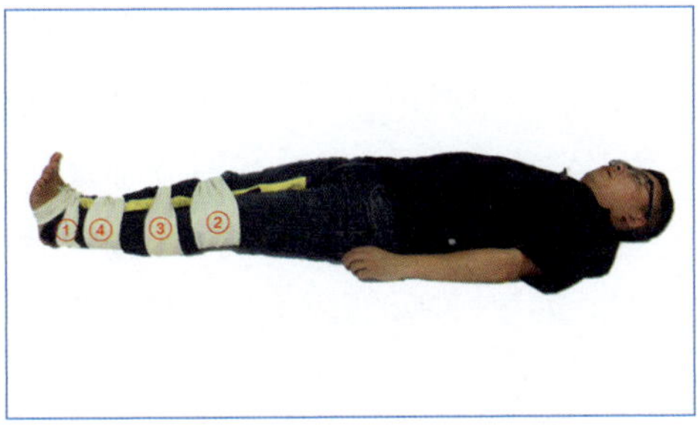

图3-72　①②③④为小腿骨折固定顺序

第六节　特殊创伤的应急救护

除了上节提到的一些常见创伤，工作中也会遇到一些特殊创伤。

一、颅脑损伤

颅脑损伤是指暴力作用于头颅或高处坠落引起的损伤，包括头部头皮损伤、颅骨骨折和脑损伤。

颅脑损伤可能会引起脑疝，主要表现为患者突然神智昏迷、双眼瞳孔不等大，严重者会导致死亡。急救时应保持呼吸道通畅并及时送医院治疗。

1. 现场识别方法

伤员有头痛、恶心、呕吐、昏迷等现象，若伤后即发生昏迷，则高度怀疑有脑干损伤、颅骨骨折等。有时伤员头部有明显的伤口或血肿，耳、鼻处流血或流出血性脑脊液。

> **急救要点**
>
> ◎ 保持呼吸道畅通；保持头部稳定，不随意搬动伤员；安排紧急送医。

2. 现场急救方法：

（1）保持伤员头部稳定，不可随意搬动伤员，检查伤员的生命体征。

（2）对头部伤口应止血包扎，及时呼叫医疗急救机构。

（3）如果伤员一侧耳、鼻有液体流出，应警惕颅底骨折，切勿用棉花或纱布堵塞。应使伤员侧卧，任其流出或咽下，不能擤鼻，不能滴药。

（4）搬运时注意检查伤员有无颈椎损伤。

（5）如果伤员意识不清，应保持呼吸道畅通，随时检查呼吸、脉搏及反应程度。如果呼吸心跳停止，则立即实施心肺复苏。

二、开放性气胸

胸腔由12对肋骨围成胸廓，内有心脏、肺及大动脉等人体重要器官。有些胸部创伤表面伤口可能很细小，出血情况可能不严重，但胸膜腔与外界相通，空气可自由进出，胸膜腔负压消失，伤侧肺压缩，短时间会导致伤员休克，甚至死亡，因此开放性气胸不能忽视。在现场紧急处理后，迅速呼叫医疗急救机构送医院治疗。

1. 现场识别方法

（1）胸部皮肤破损处，可见粉红色气泡冒出。

（2）伤者呼吸困难，呼吸浅、速。

（3）嘴唇、指甲和皮肤呈现紫绀。

（4）气管偏向健侧。

2. 现场急救方法

（1）立即让伤员用手掌封住胸部伤口，向伤侧倾斜。

（2）伤者半卧位，用干净的纱布覆盖伤口，用不透气的塑料薄膜（保鲜膜）盖在纱布上，用宽胶带密封上、左、右三边，封固包扎，如图3–73所示。

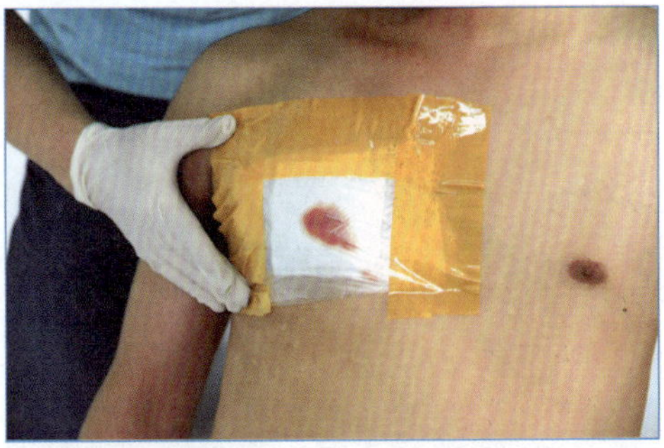

图3–73 用宽胶带封固三边

（3）三角巾折成宽带绕胸并固定于健侧打结，如图3–74所示。

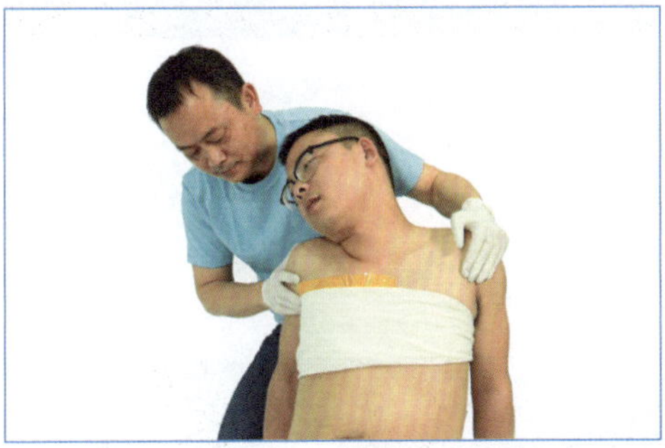

图3–74 三角巾折成宽带固定

（4）最后采用三角巾单侧胸部包扎，如图3–75所示。

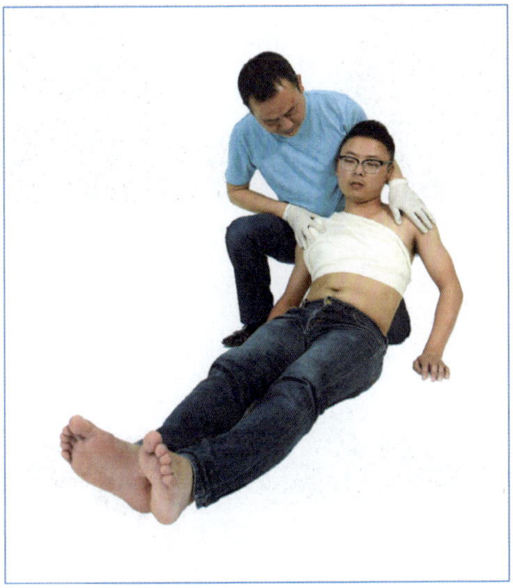

图3–75 三角巾单侧胸部包扎

（5）检查伤者的呼吸及血液循环，保持气道通畅，注意伤者的清醒程度。

（6）迅速拨打急救电话。

三、肠管外溢

严重的腹部损伤，挤压伤、碾压伤等损伤常常伴有肠管外溢。

现场急救方法：

（1）伤员取仰卧位，屈膝，放松腹部肌肉，减轻疼痛。

（2）露出的肠管不可直接接触，

更不可回纳；应用保鲜膜或湿的敷料覆盖以保护肠管，用三角巾或代用品做环形圈环绕肠管，如图3–76和图3–77所示。

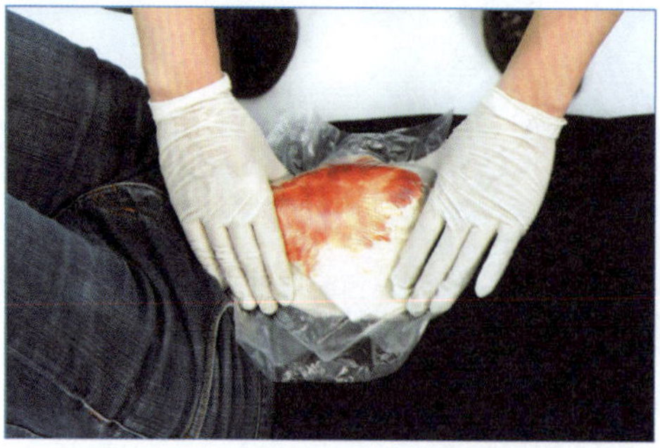

图3–76　屈膝保鲜膜覆盖伤口

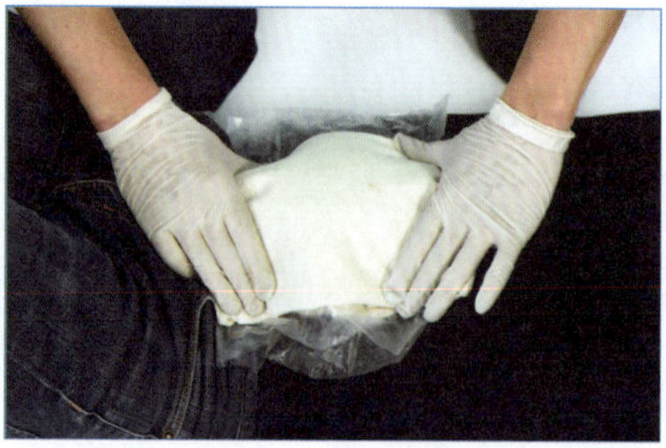

图3–77　覆盖敷料

（3）选取适当大小的碗（盆）扣在环形圈上方，用三角巾宽带固定，结打健侧腹侧方，如图3–78和图3–79所示。

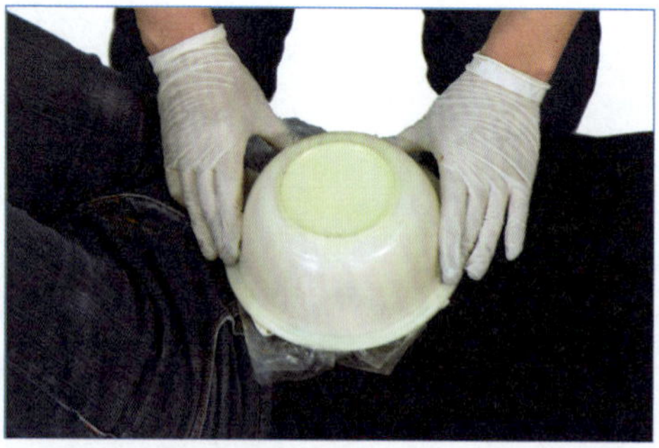

图3–78　选用大小适合的盆（碗）扣在环形圈上方

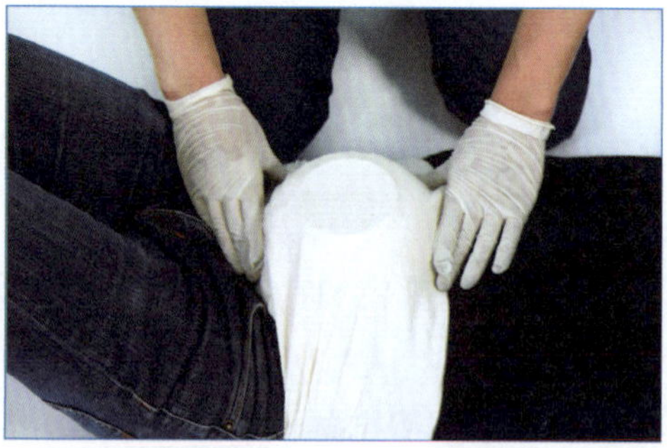

图3–79　三角巾宽带固定

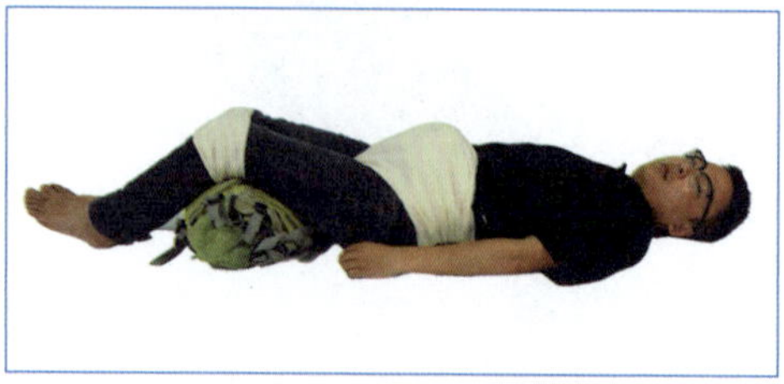

图3–80　三角巾全腹部包扎

（4）用三角巾全腹部包扎。

（5）在伤员双膝间加垫并固定，膝下垫高10cm左右，如图3–80所示。

（6）观察生命体征并保持呼吸道通畅，呼叫医疗急救机构。

四、骨盆骨折

骨盆骨折是一种严重的外伤，多见于交通事故、塌方、高处坠落等。骨盆骨折易造成严重的并发症，如救治不当有很高的死亡率。

1. 现场简易识别方法

（1）观察骨盆，原来对称的形状发生扭曲变形。有时触及伤员腹壁似板状腹，腹痛剧烈。

（2）蜷起伤员双膝，伤员腹部疼痛减轻。

（3）伤员伤侧肢体变短。

（4）用空心拳轻敲伤员伤侧足底，骨盆骨折处疼痛。

急救要点

◎ 固定伤员，不随意搬动伤员；拨打急救电话。

2. 现场急救方法

（1）伤员仰卧位，屈膝并在下方放置软垫支撑。

在两膝和脚踝间放置软垫并用三角巾宽带固定双膝，踝部“8”字包扎，如图3–81所示。

（2）有条件的可在伤员头部放置软垫。

（3）拨打医疗救助机构电话。

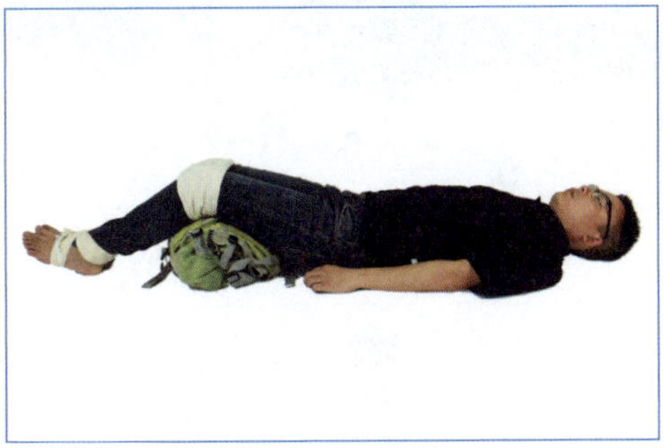

图3–81　骨盆骨折现场急救示意

五、脊柱损伤

脊柱损伤常见于高处坠落、交通事故、头颈部重伤、背部被重物撞击等。

脊椎包括7块颈椎、12块胸椎、5块腰椎、骶、尾骨。脊椎受伤最大的危险是可能伤及脊椎神经，严重者可造成身体瘫痪。

1. 现场识别方法

脊柱损伤的症状有腰背部运动障碍，局部压痛、血肿、畸形，上肢或下肢感觉麻木或疼痛；严重的伤员肢体感觉消失或肌肉无力，大小便失禁等。

2. 现场急救及搬运方法

现场急救要点

◎ 不随意搬动伤员，防止脊椎二次伤害；拨打急救电话；如确需移动伤员应正确固定和搬运。

（1）如伤者清醒，应安慰伤者，叮嘱其静止不动，不能做前曲、侧弯、扭曲这三个动作。

（2）如图3–82~图3–85所示，伤者仰卧，②号救护人员手指放于伤员身体正中部位，指引①号救护人员用“头锁法”固定伤员头部并牵引至身体正中位置；②号救护人员给伤员放上大小合适的颈托，保护伤员颈部。

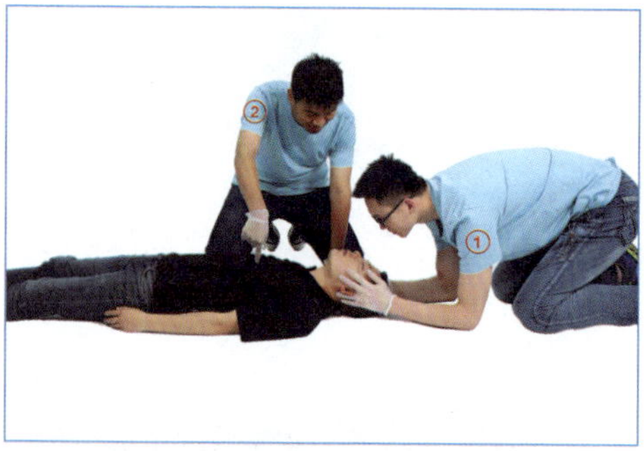
图3–82 ①号救护人员头锁固定

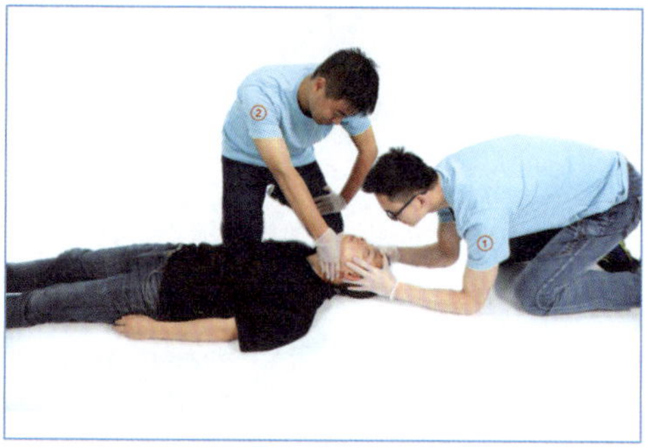
图3–83 ②号救护人员测量颈椎高度

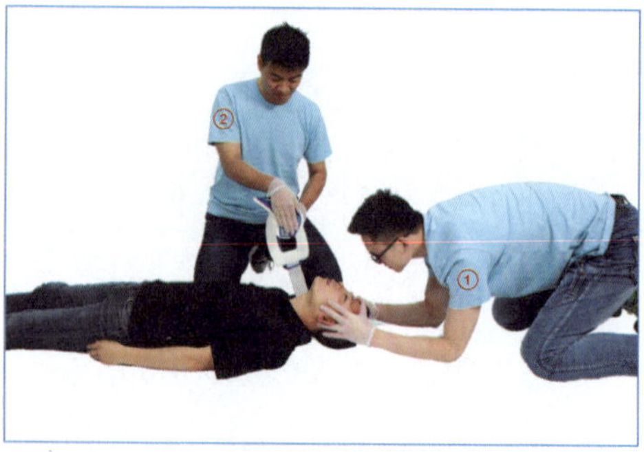
图3–84 ②号救护人员调整颈托宽度

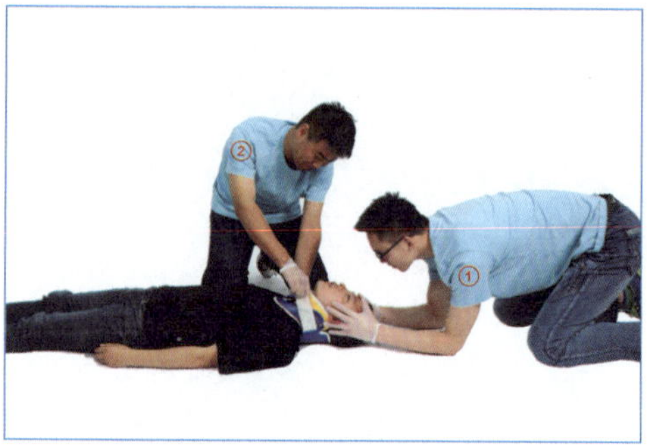
图3–85 ②号救护人员放颈托

（3）②号救护人员使用“头胸锁”固定伤员，如图3–86所示。

（4）①号救护人员待②号救护人员固定好伤员后，用“头肩锁”固定伤员，如图3–87所示。

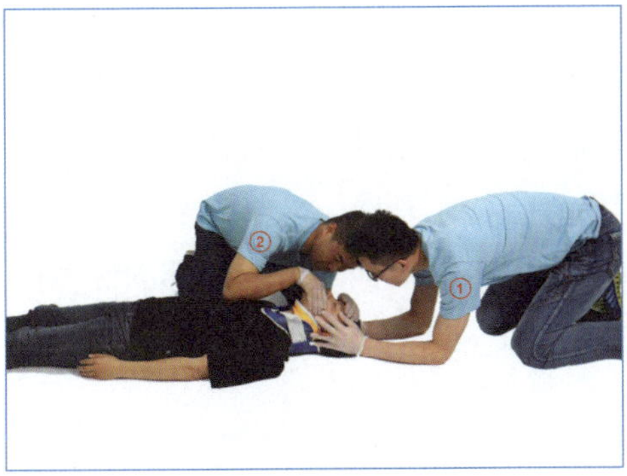

图3-86　②号救护人员使用“头胸锁”固定伤员

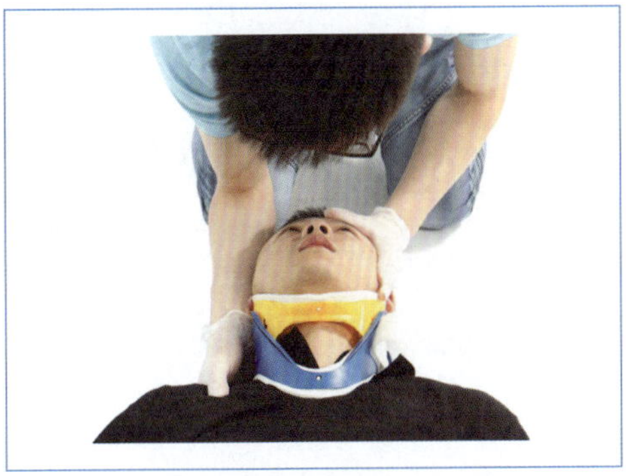

图3-87　①号救护人员用“头肩锁”固定伤员

（5）②号、③号救护人员跪于伤员一侧，手臂交叉放于伤员对侧肩部、腰部、膝部，听①号救护人员口令同时翻转伤员，②号救护人员自上而下检查伤员脊柱情况；④号救护人员将脊椎固定板贴住伤员背部；3名救护人员根据①号救护人员口令将伤员和脊椎固定板同时放置于地面上，如图3-88~图3-90所示。

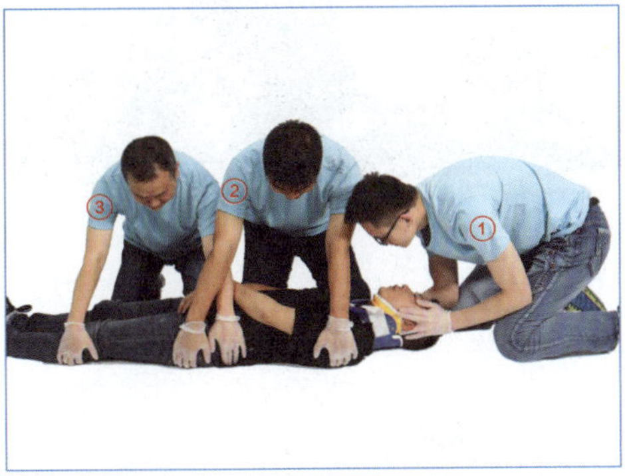

图3-88　②号、③号救护人员准备侧翻伤员

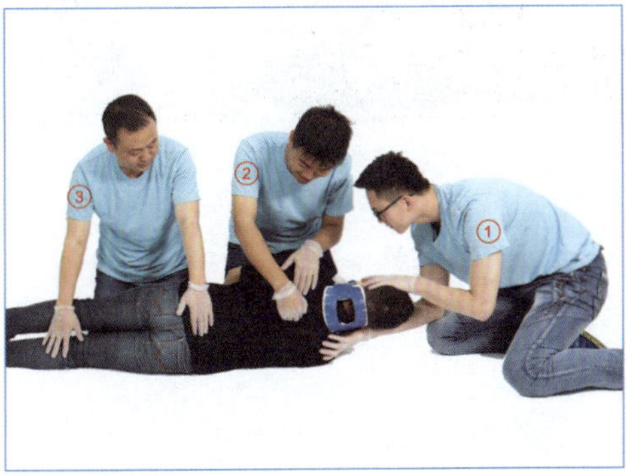

图3-89　②号救护人员检查脊柱

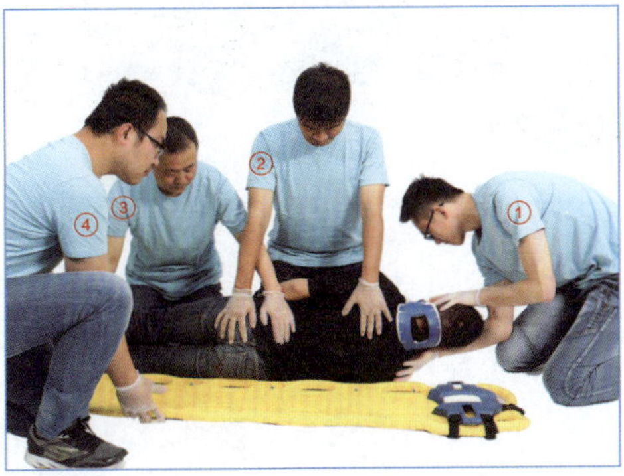

图3-90　④号救护人员放入住脊椎固定板

（6）②号救护人员用“头胸锁”固定伤员，①号救护人员改为“双肩锁”固定伤员；④号救护人员固定住脊椎固定板，②号、③号救护人员听从①救护人员口令的同时用前臂平行地将伤员轻推至脊椎固定板中央，如图3-91~图3-93所示。

（7）②号救护人员用“头胸锁”固定伤员，①号救护人员用头部固定器固定伤员头部，如图3-94所示。

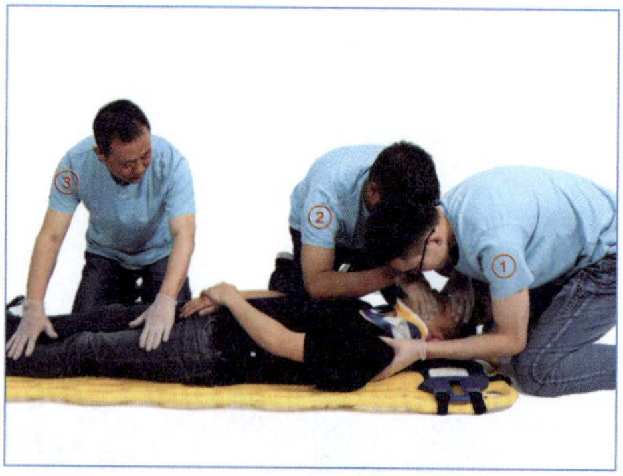

图3-91　用“头胸锁”固定伤员

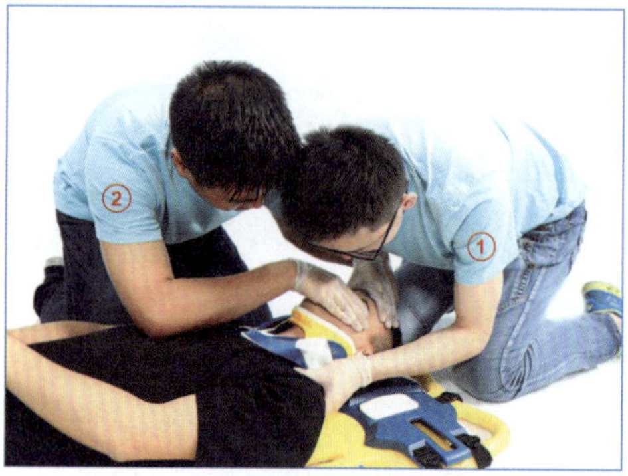

图3-92　用“双肩锁”固定伤员

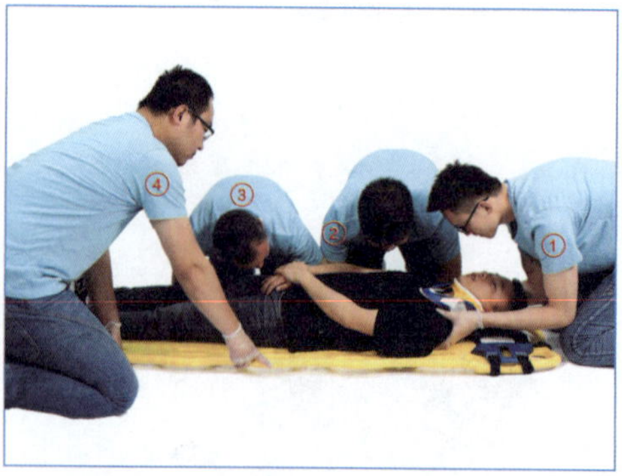

图3-93　将伤员移至脊柱板中央

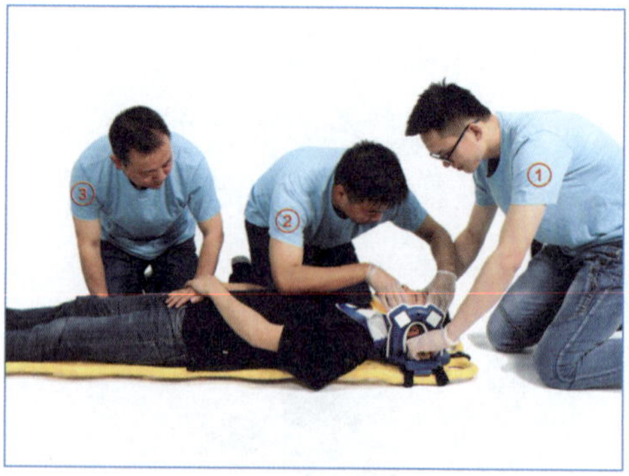

图3-94　上头部固定器

（8）在伤员双膝、双踝间加衬垫。

（9）在伤员腋下、髋部、双膝处用固定带将伤员固定于脊椎板上，脚踝处用“8”字包扎法固定，双手腕部交叉固定并置于身体上方，如图3-95所示。

（10）在统一指令下搬运伤员，脚在前头在后，随时观察伤员的生命体征，如图3–96和图3–97所示。

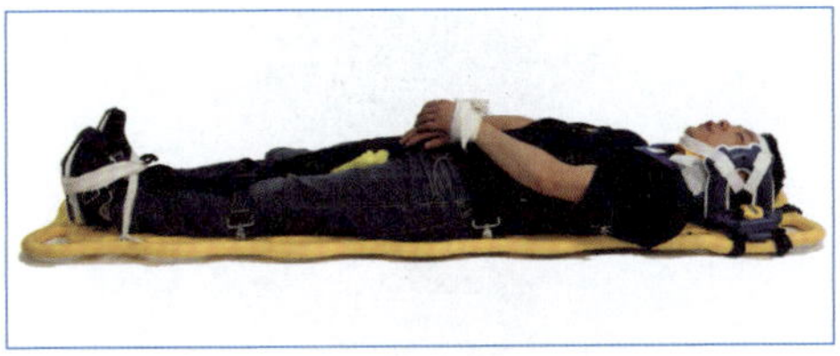

图3–95　用固定带固定伤员

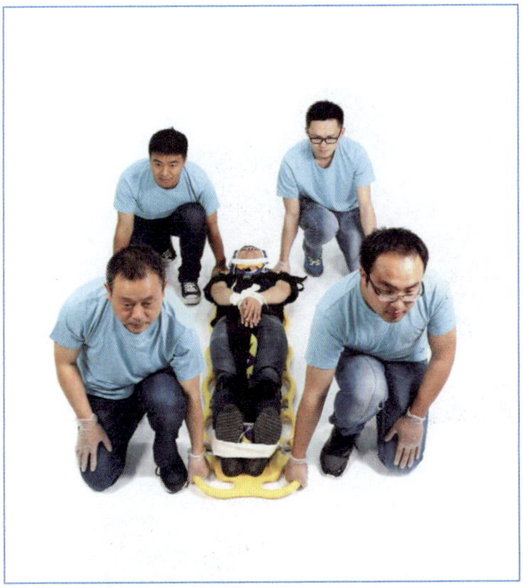

图3–96　救护人员搬运体位

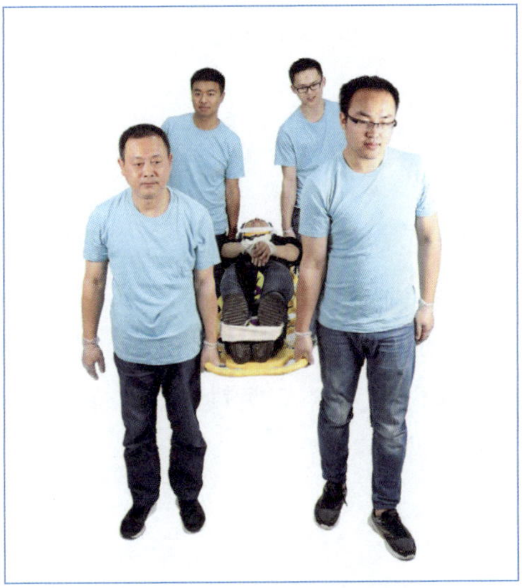

图3–97　伤员头在后脚在前

3. 常用的头部固定方法

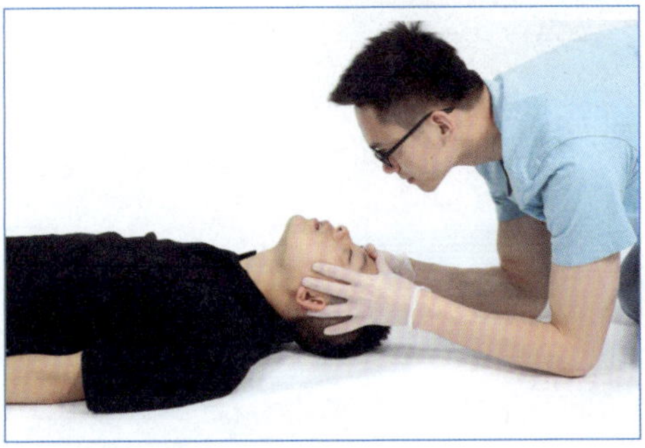

图3–98　头锁

（1）头锁。如图3–98所示，救护人员跪于伤员头部上方的地面，双肘着地，双手十指分开放于伤员头部两侧，露出双耳，拇指横放于额头，牢牢固定伤员头部，便于为伤员上颈托。

（2）头肩锁。如图3–99所示，救护人员跪于伤员头部上方的地面，一手固定其头部，另一手固定其肩部，用救护

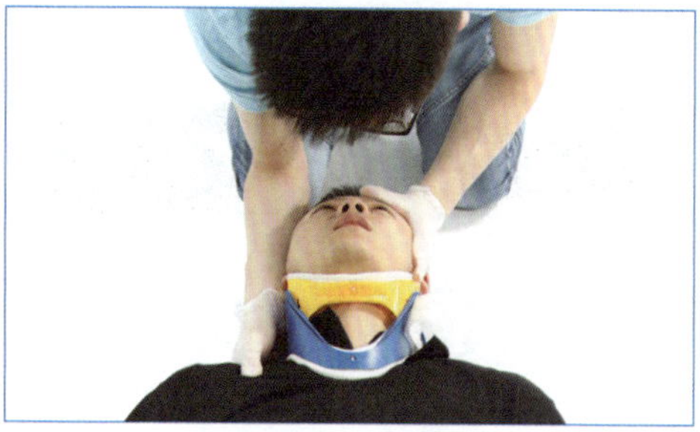

图3-99　头肩锁

人员的手及前臂固定伤员的头肩部。此法适用于侧翻伤员。注意：救护员要将肘关节放于自己的膝上，防止翻转伤员时伤员头部下垂，而加重损伤。

（3）双肩锁。如图3-100所示，救护人员跪于伤员头部上方的地面，双手前臂固定其头肩部。此法适用于将伤员整体平移至脊柱板中央。

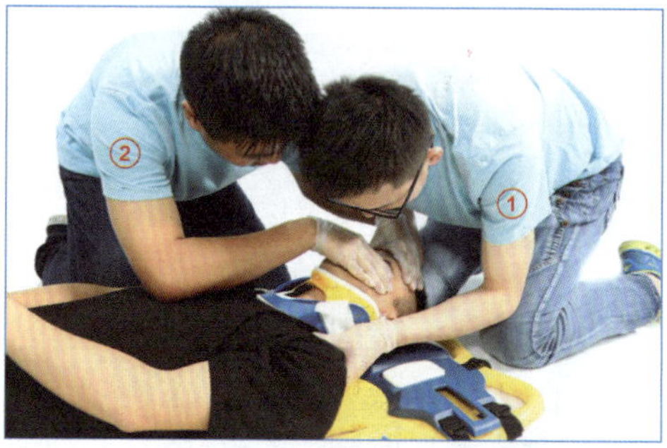

图3-100　双肩锁

（4）头胸锁。如图3-101所示，救护人员跪于伤员一侧，一手固定伤员额头，另一手固定其上颌，固定上颌部手的前臂与伤员胸骨重合。此法在倒锁时使用，如头锁改为头肩锁或头肩锁改为双肩锁。

Tips

◎ 脊椎损伤的现场固定手法不是救护人员所必须掌握的技能，只有通过专门的培训熟练掌握后方可使用。如果现场条件安全，拨打急救电话后，可以等待专业救护人员来处理。

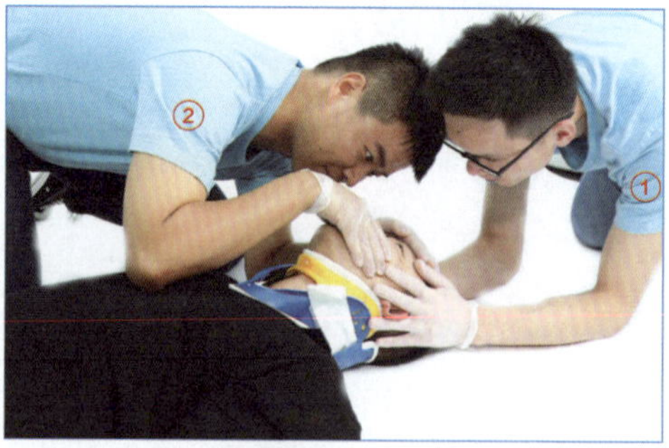

图3-101　头胸锁

第七节　休克、昏迷、晕厥

在电力作业现场发生人身伤害意外事故时，伤员还可能伴有休克、昏迷、晕厥等突发急症。这种症状会引起伤员机体或器官功能急性变化，如不及时处理，往往会导致严重的后果。

一、休克

休克是一种急性综合征。系各种强烈致病因素作用于人体，使循环功能急剧减退，组织器官微循环灌流严重不足，致重要生命器官机能、代谢严重障碍的全身危重病理过程。

（1）休克类型：

1）心源性休克；

2）过敏性休克；

3）感染性休克；

4）神经性休克；

5）低血容量休克。

（2）休克症状：

1）血压下降，收缩压低于90mmHg；

2）面色苍白、四肢湿冷和肢端发绀；

3）脉搏加快，成人超过100次/min；

4）全身无力，尿量减少或无尿；

5）烦躁不安、反应迟钝、神志模糊甚至昏迷。

Tips

◎ 休克：有意识、有呼吸、有脉搏、血压下降。

（3）休克现场急救要点：

1）保持呼吸道通畅；

2）注意保暖；

3）呼叫医疗救助机构。

（4）休克现场急救方法：

1）取仰卧中凹位，头部和下肢略抬高10°～30°，如图3-102所示；

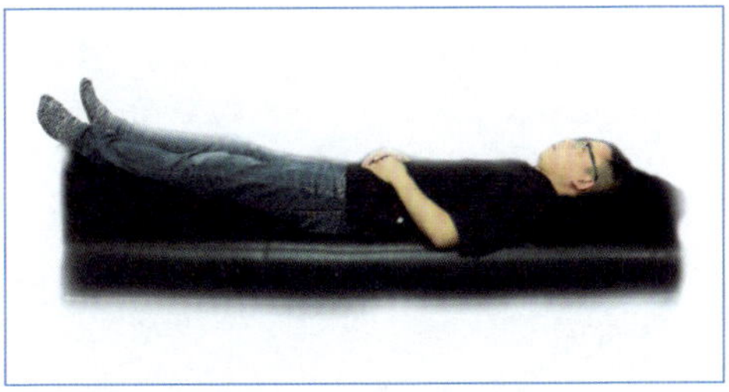

图3-102　中凹位体位

2）心源性休克：半卧位；

3）创伤性休克：止血；

4）过敏性休克：脱离过敏环境；

5）保持呼吸道通畅；

6）注意保暖或降温；

7）有条件的吸氧；

8）呼叫医疗救助机构。

二、昏迷

昏迷是意识障碍的最严重类型。昏迷的发生提示患者的脑皮质功能障碍，完全失去了对外界事物的感知。

（1）昏迷类型：

1）轻度昏迷：患者对周围事物及声、光等无刺激反应，但伤员呼吸、血压、脉搏无明显变化；

> Tips
>
> ◎ 昏迷症状：无意识、有呼吸、有脉搏。

2）中度昏迷：患者对周围事物及声、光等无刺激反应，但对强烈的刺激可出现防御反应；

3）深度昏迷：患者意识完全散失，强烈刺激也不能引起反应。

（2）昏迷特点：

1）昏迷伴血压升高，多见于高血压脑病，中风；

2）昏迷伴面色苍白及出汗，多见于休克、低血糖；

3）昏迷伴口唇青紫，多见于严重缺氧、呼吸性系统疾病；

4）昏迷伴口唇樱桃红色，多见于一氧化碳中毒；

5）昏迷伴瞳孔缩小，呼吸浅、慢、不规则，呼吸停止，多见于毒品中毒或安眠药中毒；

6）昏迷伴深而快的呼吸，多见于代谢性疾病，如尿毒症、糖尿病酮症酸中毒、甲亢；

7）昏迷伴面色潮红及酒味，多见于酒精中毒。

（3）昏迷现场急救要点：保持呼吸道通畅。

> Tips
>
> ◎ 氰化物中毒不做口对口人工呼吸。

（4）昏迷现场急救方法：

1）保持呼吸道通畅，将患者置于复原体位；严重缺氧（口唇皮肤青紫）的给予呼吸支持，如图3-103所示。

2）拨打急救电话，请求医疗救助。

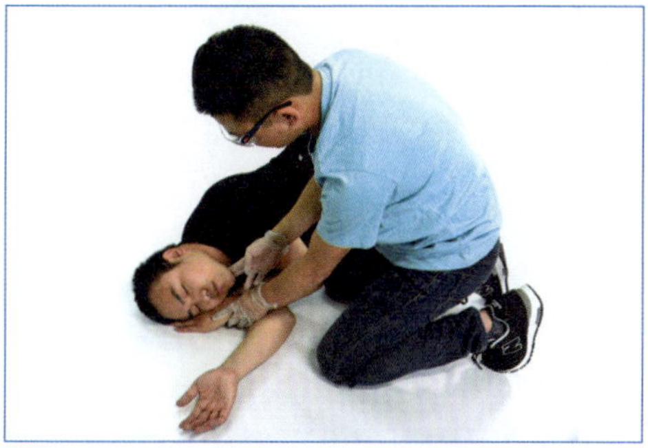

图3-103　复原体位

三、晕厥

晕厥是突然发生的短暂意识丧失的综合征，发生快，消失快，数秒后或调整姿势后可自行恢复。

（1）晕厥类型：

1）心源性晕厥：心脏射血功能障碍，常引发心脏骤停，常需要心肺复苏。

2）血管反射性晕厥：多见于年轻体弱女性。

3）颈动脉窦性晕厥：多发生于颈动脉窦反射过敏者。

4）排尿性晕厥：多发于成年男性，伤员常在清晨、夜间或午睡后起床排尿时因腹压突然下降导致意识短暂丧失而突然晕倒。

5）脑源性晕厥和药源性晕厥：该类病情严重，应立即呼叫急救中心。

（2）晕厥症状：发作前，伤病员一般无特殊症状或自觉头晕、恶心，但很快即感到眼前发黑，全身软弱无力而倒下。此时，伤病员面色苍白、四肢发凉，脉细且弱，血压下降。持续时间很短，几秒钟或经调整姿势即可恢复。

> **Tips**
>
> ◎ 晕厥：短暂意识丧失、有呼吸、有脉搏。

（3）晕厥现场急救要点：伤员呈头低脚高位。

（4）晕厥现场急救方法：

1）仰卧于通风处抬高下肢，清醒后喝热糖水或淡盐水；

2）排尿性晕厥建议平时不要储尿过久，尽量避免站立小便；

3）经处理仍不见好转，应立即呼叫医疗救助机构；

4）出现心脏骤停时，立即心肺复苏。

第四章

常见意外伤害和突发急症

第一节　成人气道异物梗阻急救法

气道异物梗阻是指呼吸道被异物阻塞而不能正常的呼吸，导致伤员窒息或严重呼吸困难。如不及时救治，将迅速危及伤员的生命，严重者可导致死亡。

一、气道不完全性梗阻

伤员表现为咳、喘、呼吸困难，张口呼吸时伴有异物冲击性的高啼音、恐慌、面色发紫。由于极度不适，伤员在颈前部常常不由自主的出现V字形手势。此时不应干预，除非气道完全性梗阻。

二、完全性气道梗阻

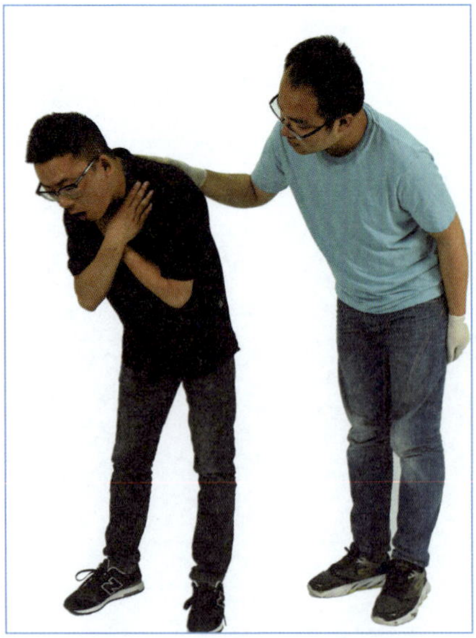

图4–1　询问患者

伤员面色青紫、咳嗽、不能说话呼吸，严重者意识迅速丧失，甚至呼吸心跳停止。此时一般采用拍背法和海姆立克急救法（简称海氏手法）。

救护人员必须能识别气道不完全性梗阻和气道完全性梗阻，如遇梗阻伤员，应立即询问“您被卡住了吗？需要帮助吗？”，如图4–1所示。清醒者会点头告知并同意救治，救护人员应立即使用拍背法或海氏手法救治，同时尽快拨打急救电话。

1．拍背法

救护人员站在伤员的一侧，一手扶住伤员的前胸，嘱咐伤员前倾（见图4–2），用另一手的掌根在伤员的两肩胛骨之间大力叩击5次（见图4–3）。每次叩击后都应检查异物是否解除。如果连续拍打5次也不能解除气道异物梗阻，可使用腹部挤压方法，即海氏手法。

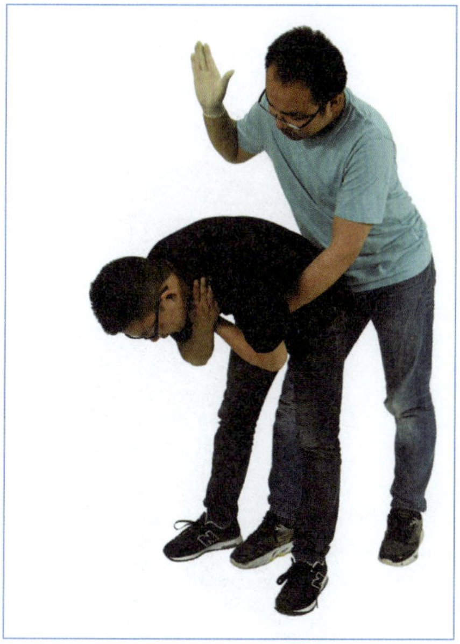

图4-2　伤员前倾

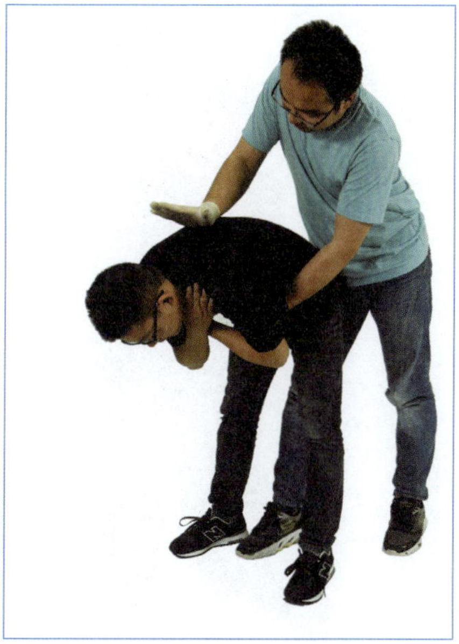

图4-3　背部大力叩击

2. 海氏手法

海氏手法的原理是利用肺部残留气体，形成气流以驱除异物。救护人员站在伤员背后，一脚放在伤员的两腿之间，嘱咐伤员前倾，用两手臂环绕伤员的腰腹部；然后一手握空心拳且拳眼向内，将拳头放在伤员肚脐和剑突之间的上腹部（肚脐上两横指），如图4-4所示；再用另一手包住拳头，快速向上、向内冲击压迫伤员的腹部5次，如图4-5所示。每次冲击都应检查异物是否解除。如果没有解除梗阻，则继续交替使用拍背法。

如果伤员意识丧失，应将其小心扶住并放于地上，切勿摔倒，同时开始心肺复苏。

以上是对气道异物梗阻的急救方法，需要注意的是海氏手法虽然有一定的效果，但也可能带来一定的危害。尤其对老年人，因其胸腹部组织的弹性及顺应性差，容易导致损伤的发生，如腹部或胸腔内脏的破裂、肋骨骨折等。此外，发生呼吸道梗阻时，不应该立即干预，除非是完全性气道梗阻，因为人体自身清除梗阻的机能可能比其他方法更有效。所以，在其他方法无效且患者

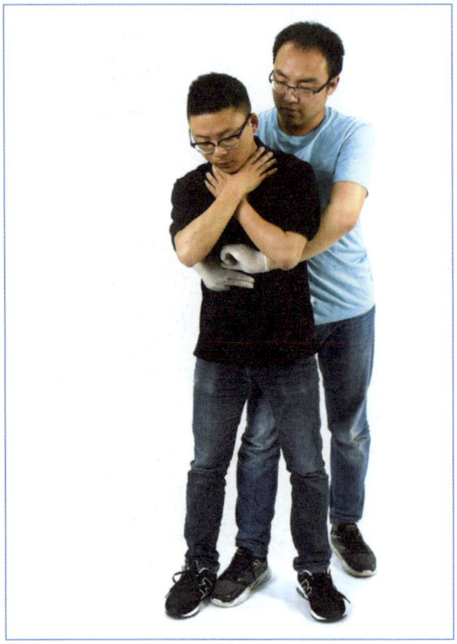

图4-4　选择冲击部位

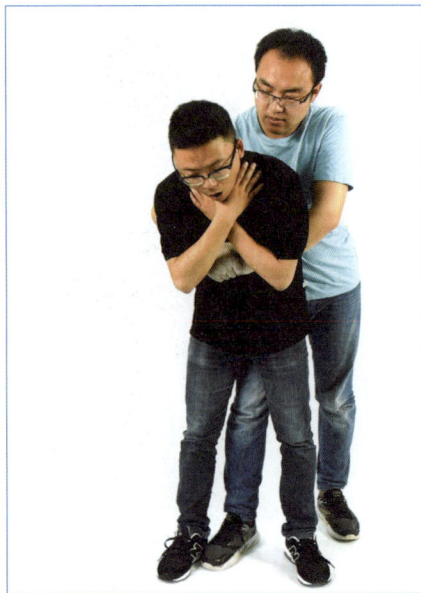

图4-5　腹部冲击

情况紧急时才能使用该法，需要注意控制合适的力度，这样才能达到最好的效果。

第二节　蛇咬伤

我国常见的毒蛇有金环蛇、银环蛇、竹叶青蛇、眼镜蛇、眼镜王蛇、蝮蛇（土斑蛇）、尖吻蝮蛇（五步蛇）等。毒蛇的毒液主要有以下三种类型：

血液毒：竹叶青、五步蛇。咬伤后伤口局部剧痛，肿胀明显，伴有出血、水泡、坏死等，伤员有发热、心悸、鼻出血、少尿或无尿。

神经毒：银环蛇、金环蛇。咬伤后局部红肿不明显，牙痕小，无渗液，仅有麻胀感。1~3h后，可出现头晕、嗜睡、流涎、声音嘶哑、吞咽和呼吸困难等。

混合毒：眼镜蛇、蝮蛇。可出现神经、血液和循环系统损害的症状，往往表现为呼吸困难和循环衰竭。

一、毒蛇的判断

毒蛇头部多呈三角形，蛇身有彩色花纹，尾部短而细。毒蛇咬伤后伤口可有2~4个较大而深的毒牙牙痕，牙痕粗且深。毒蛇的唇腭上有一对毒腺和毒牙，毒蛇咬伤时，毒液从腺体排出，沿毒牙的小管或沟进入伤口，引起中毒。所以，被蛇咬伤的部位一般有较粗且深的牙痕，而无毒蛇咬伤的牙痕则小且排列整齐。

二、现场处理

Tips

◎ 伤员要镇静，伤肢切勿高于心脏，切勿奔跑；不用嘴吸吮，不切开伤口，拨打急救电话。

一旦被毒蛇咬伤后，要保持镇静，不要大声叫喊或奔跑，避免加速毒素扩散。应立即采取以下措施：

伤员原地休息，避免伤肢高于心脏，切勿切开吸吮或挤压伤口，同时拨打急救电话。

1. 弹力绷带的使用

如果咬伤部位是在四肢，由伤口以上的近心端向远心端包扎。上肢使用压力为40~70mmHg，下肢使用压力为55~70mmHg。包扎整个被咬肢体，通过降低淋巴回流速度从而降低蛇毒扩散速度，这是安全有效的方法。弹力绷带应松紧合适（能放入一个手指），如图4-6所示。

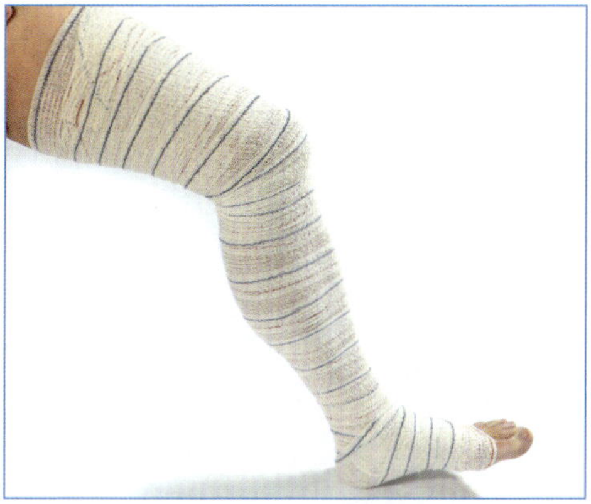

图4-6 弹力绷带包扎

2. 早期结扎

被毒蛇咬伤后，应立即在伤口近心端进行止血带结扎。每隔20～30min放松1次，每次放松1～2min。结扎的松紧度以远端肢体不发生青紫为度。若咬伤超过12h，蛇毒已扩散，则结扎已无意义。

3. 野外处置方法

在野外工作、巡线时，最好随身携带季德胜蛇药片，遇毒蛇咬伤可立即口服或调敷，并尽快前往附近的医院进一步治疗，采取抗蛇毒血清治疗和注射破伤风抗毒素。如果不确定蛇咬伤的种类，按有毒蛇咬伤来处理。

三、预防方法

在野外工作时，尤其是在夜间最好穿长裤、蹬长靴或用厚帆布绑腿。持木棍或手杖在前方左右拨草将蛇赶走，夜间行走时要携带照明工具，防止踩踏到蛇体招致咬伤。休息时，要避开草丛、石缝、树丛、竹林等阴暗潮湿的地方。

第三节　蜂蛰伤

蜂毒主要含有蚁酸、神经毒和组织胺。人被蛰伤后，主要是局部剧痛、灼热、红肿或形成水泡。被群蜂或毒性较大的黄蜂蛰伤后，症状较重，可出现头晕、头痛、恶寒、发热、烦躁、痉挛及晕厥等。少数可出现喉头水肿、气喘、呕吐、腹痛、心率增快、血压下降、休克和昏迷。

一、现场处理

拔除毒刺（关键的一步）：蛰伤后2~20min内仍有毒物释放。

Tips

◎ 蜜蜂蜂毒呈酸性，用肥皂水或碳酸氢钠溶液冲洗。

◎ 黄蜂蜂毒呈碱性，用食醋冲洗。

1. 黄蜂蜇伤后的现场处理

黄蜂毒性很大，被蜇后应立即处理。伤口残留的毒刺可用信用卡刮除或针用挑出，但不要挤压，以免毒素进入体内。黄蜂蜂毒呈弱碱性，可用食醋冲洗，也可用嚼碎的季德胜蛇药片调敷在伤口处。

2. 普通蜂蜇伤后的现场处理

立即在被蛰局部寻找到蜂针并用信用卡刮除，减少毒素的吸收，局部用肥皂水、3%氨水或5%碳酸氢钠溶液洗净，也可用嚼碎的季德胜蛇药片调敷在伤口处。

上述伤员在通知急救中心或去医院的途中，要注意保持呼吸畅通，同时严密观测生命体征。如果发生心跳、呼吸停止，应立即实施心肺复苏。

二、预防措施

夏秋季是蜂类活动较多的季节，多分布在野外植物茂盛的区域，到郊外游玩或去野外工作，要穿长袖衣裤。如与蜂群相遇应尽快躲避，不要主动拍打和驱赶。一旦招惹蜂群，要马上采取保护措施，如躲进建筑内关好门窗、就地趴下减少暴露面积或用衣物或其他膜状物覆盖身体，尤其做好面部、手等暴露部位的保护，非专业人员不要触动蜂巢。

第四节　中暑

中暑是指作业人员在高温、高湿的环境下，人体因不能正常地调节体温而发生的一组机体代谢紊乱的急性症状。

当作业环境温度超过35℃时，作业人员就有可能发生中暑；有时虽然作业环境温度未超过35℃，但湿度高达60%时也极易发生中暑。中暑的发生又与劳动强度过大、劳动时间过长、睡眠不足、过度疲劳等因素有关，也与个体健康状况有关。根据症状的轻重，可分为先兆中暑、轻症中暑和重症中暑。

一、中暑的类型

（1）先兆中暑：出现头痛、头晕、口渴、多汗、四肢无力发酸、注意力不集中、动作不协调等症状，体温一般不超过37.5℃。

（2）轻症中暑：除头晕、口渴外，往往有面色潮红、大量出汗、皮肤灼热等表现，或出现四肢湿冷、面色苍白、脉搏、呼吸增快等症状。

（3）重症中暑：是中暑中情况最严重的一种，又可分为热痉挛、热衰竭和热射病。

1）热痉挛：常见于高温环境下重体力劳动者，主要是由于大量出汗使水和盐丢失过多，没有及时补充丢失的水、盐，以致电解质平衡紊乱。轻者多为阵发性肌肉痉挛，以腓肠肌痉挛最为常见，并引起疼痛。严重者出现四肢、腹部、背部肌肉剧烈痉挛和疼痛。

2）热衰竭：多见于老人和体弱者以及未适应作业的新工人。主要是由于人体对热环境不适应，引起周围血管扩张、循环血量不足，发生虚脱，同时，也可能有过多的出汗、失水和失盐。

3）热射病：常发生在气温暴热时，以老年体弱和有慢性疾病者居多。高热无汗和意识障碍为该类中暑的主要症状。主要原因是：一方面人体受到外界环境中热源的作用；另一方面体内的热量不能进行正常的生理性散热，从而难以达到热平衡，致使体内热蓄积，引起体温升高。此类中暑死亡率高。

Tips

◎ 中暑发生时，首要任务是脱离高温环境。

二、现场急救的方法

（1）迅速脱离高温环境，把中暑患者移至通风阴凉处，让其仰卧，解开衣领，脱去或松开外套。若衣服被汗水湿透，应更换干衣服，同时开启电扇或空调（应避免直吹）。

（2）进行物理降温，用冷水帮患者擦身，也可用冷水淋湿的毛巾或冰镇饮品放在患者颈部、腋窝或大腿根部等大动脉血管部位，帮助散热。

（3）未清醒者，可用手指甲刺激人中穴（不要长时间刺激）。

（4）清醒过来的患者，可喝一些淡盐水（0.3%NaCl）、糖盐水、绿豆汤、服用人丹或藿香正气口服液等药物解暑。

（5）如果患者昏迷不醒或出现心力衰竭、呼吸困难等症状，应该立即送医院进行急救，切勿耽误病情。

三、预防中暑

（1）合理安排工作时间，尽量避开中午高温时段。

（2）工作人员要保证休息时间，工作前、工作中、工作后都应少量多次合理补充水分。

（3）补水时不宜大量饮用矿泉水，以饮用淡盐水（0.3%NaCl）为宜，还可以服用预防中暑的药物。

（4）遇有胸闷、注意力不集中时，应马上在阴凉通风处休息并补充水分。

第五节　溺水

溺水又称淹溺，是指人被淹没在水中并导致呼吸道障碍及窒息的状况。常见于失足落水或游泳中发生的意外事件。溺水的过程很快，一般4～7min就可因呼吸、心跳停止而死亡。因此，要争分夺秒迅速开展抢救，并加强游泳安全教育，预防溺水的发生。

一、应急救护原则

溺水的急救中，控水并不是最主要的，而是在清除口鼻异物后迅速进行人工呼吸。溺水的心肺复苏抢救应遵循A、B、C的顺序，尽早使用自动体外除颤仪（AED）。

Tips　溺水心肺复苏抢救顺序

◎ A——开放气道；

◎ B——人工呼吸；

◎ C——胸外心脏按压。

1. 水中救护

（1）充分做好自我保护。如救助者无能力时，千万不要贸然跳入水中，应立即高声呼救，寻求帮助。

（2）具有水上救护资质的人员，应迅速接近落水者，从其后面靠近，不要被慌乱挣扎中的落水者抓住。

（3）在有条件的情况下采用可以漂浮的脊柱板救护落水者，也可以使用竹竿、绳索等工具救助。

2. 岸上救护

（1）立即清除口鼻异物，保持呼吸道通畅。

（2）上岸后伤病员应尽量保持标准的侧卧位，头部位置恰当，使口鼻能自动排出液体。

（3）无呼吸、心跳者，立即给予2次人工吹气，然后实施胸外心脏按压。现场如果有自动体外除颤仪（AED），应立即使用，注意使用时应擦干落水者胸前水珠。

（4）不要轻易放弃抢救，特别是低体温情况下，救护人员应坚持到医务人员到达现场。

二、预防

（1）下水前做好热身运动，游泳时间不宜过长。

（2）饥饿、酒后和疲劳时不宜游泳。

（3）不要在不熟悉的水域下水游泳。

（4）恶劣天气时不下水游泳。

（5）未成年人需在成年人陪伴下或者在设施完善的游泳池内游泳。

第六节　犬咬伤

狂犬病主要是通过狗传播的，至今没有特效治疗方法。人被狗、猫及其它动物咬伤、抓伤或人身上的伤口被狗、猫等舔过后，都有可能被传染狂犬病。

人被携带狂犬病病毒的狗或猫咬伤后，狂犬病病毒的潜伏期长短不一。狂犬病常见的症状有恐水、怕风、咽肌痉挛、进行性瘫痪（麻痹），因恐水严重，又称恐水症。一旦发病，进展迅速，存活的可能性极小。如果不及时处理，死亡率几乎100%。

一、现场伤口处理

Tips

◎ 感染狂犬病病毒的死亡率高；

◎ 伤口不包扎；

◎ 注射狂犬疫苗。

（1）救护人员注意自身保护，带双层橡胶手套处理伤口。

（2）冲洗要彻底。由于狗、猫咬的伤口往往外口小，里面深，这就要求冲洗时，让其充分暴露，而且冲洗的水量要大，水流要急，最好是对着自来水龙头急水冲洗，条件许可的用浓度为20%的肥皂水冲洗20min。

（3）用浓度为2%~3%的碘酒或75%的酒精局部消毒。

（4）伤口不可包扎。除了个别创面大、伤及血管的伤口需要止血外，一般不使用任何药物。

二、注射狂犬疫苗

及时到医院注射狂犬疫苗，最好不超过24h，绝不能拖几天才去注射。如受伤已经超过24h，只要还没有发病，仍需尽快接种狂犬疫苗和破伤风抗毒素。

三、注意事项

在注射疫苗期间，不要饮酒、喝浓茶、咖啡；亦不要吃有刺激性的食物，如辣椒、葱、大蒜等；同时要避免受凉、剧烈运动或过度疲劳，防止感冒。

第七节　冻伤

冻伤是由低温寒冷侵袭机体所引起的损伤。大多是人体在低温环境中缺乏防寒措施或在低温环境中长时间停留，引起体温调节的障碍，造成人体冻伤。

一、分类

冻伤分为局部冻伤和全身性冻伤。

1. 局部冻伤

局部冻伤多见于手指、足趾、耳廓、面颊等暴露部位。局部冻伤分以下四度：

（1）Ⅰ度冻伤：皮肤表层损害，皮肤苍白、疼痛，进而出现水肿，痒。冻疮多属Ⅰ度冻伤。

（2）Ⅱ度冻伤：皮肤真皮浅层损害，皮肤红肿、水泡，疼痛剧烈，易感染。

（3）Ⅲ度冻伤：皮肤全层损害，局部皮肤或肢体坏死，皮肤呈紫色或黑色，局部感觉消失。

（4）Ⅳ度冻伤：血栓形成与血管闭塞，损伤深达肌层、骨骼、甚至坏死，表面呈死灰色、无水泡。

2. 全身冻伤

常见于登山中被冰雪覆盖或沉船落水，因严重寒冷至人体呈冻僵状态。主要表现为体温明显下降，寒战、四肢皮肤发白或紫绀；进而伤员感觉麻木、四肢无力，头昏等；继而出现反应迟钝、神志不清，严重者出现心跳呼吸停止，甚至死亡。

二、现场急救

（1）迅速救治，减轻伤残。

（2）迅速脱离低温环境，局部冻伤时将伤肢放入38~42℃的温水中复温20min，患肢颜色转红，至甲床潮红，皮肤温度达到36℃为宜。有条件者可以利用保温毯进行保温。局部有水泡，不要弄破。在手指和足趾之间放置消毒敷料采用三角巾手足部包扎法，防止粘连（见第三章第四节“三角巾手足部包扎”）。

（3）严禁用高温火烤、雪搓、捶打等方式。

（4）Ⅲ度以上的局部冻伤，应由医生处理。

（5）全身冻伤的伤员，在搬运时要注意动作轻巧柔和，切勿粗暴搬运以免加重损伤。

（6）若心跳呼吸停止，应立即实施心肺复苏。

第八节 烧、烫伤

烧伤是指经由热力、电流、化学物品、辐射等引起的组织损伤。烫伤是指因热的液体或蒸汽等所引起的组织损伤。

一、烧伤深度和症状

烧伤的深度和症状见表4–1。

表 4–1 烧伤的深度和症状

深度	症状	范围
Ⅰ度	红斑	皮肤外层
Ⅱ度	水泡	中层皮肤
Ⅲ度	焦痂	皮肤、神经、脂肪等

二、烧伤面积的计算方法

1. 九分法（成人）

将身体分区，每区约占身体表面面积的9%，即：

头、面、颈部位9%；

两上肢为2×9%=18%；

躯干前后3×9%=27%；

两下肢为5×9%+1=46%。

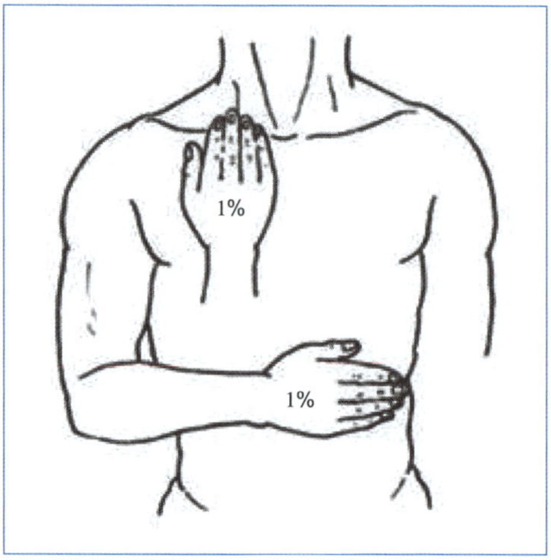

图4-7　手掌法

2. 手掌法（成人、儿童）

不规则或小面积烧伤，用手掌初算。伤员手掌大小约等于身体面积的1%，如图4-7所示。

三、现场急救

1. 原则

（1）自来水冲洗；

（2）保护创面；

（3）保持气道通畅；

（4）快速组织转运。

2. 方法

（1）脱离现场，脱离致伤源。扑灭着火的衣服，可用厚重的湿衣、湿被等扑灭伤员身上火焰，切勿带火奔跑。

（2）冷却烧伤或烫伤的部位，必须迅速用自来水冲洗至疼痛减轻，如图4-8所示。

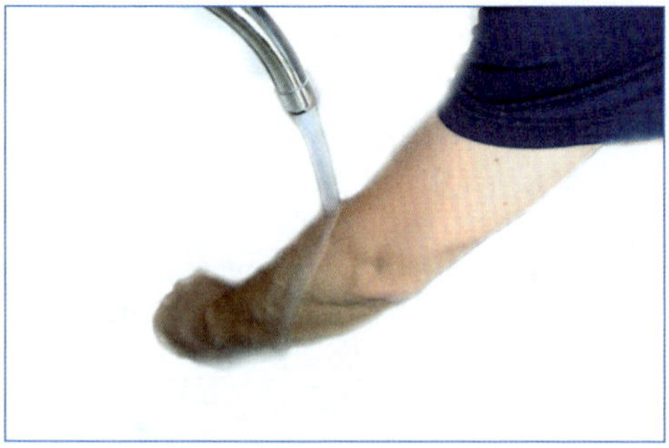

图4-8　自来水冲洗

（3）剪开烫伤部位的衣裤，但不可强行脱下。在伤口肿胀前取下戒指、手表、皮带、鞋子及烧过的衣物。手足部烧烫伤的伤员，包扎时在指、趾间加敷料并采用三角巾手足部包扎法，以防伤口粘连，见第三章第四节“三角巾手足部包扎”。

（4）局部伤口用保鲜膜覆盖，送医院治疗，如图4-9所示。切勿刺破水泡以免感染。

（5）严重口渴的伤员，可以口服少量糖盐水。

（6）Ⅲ度烧烫伤或烧伤面积大于10%以及头面部、手掌、脚掌和生殖器的烧烫伤，应尽快转运至烧伤中心治疗。

四、口腔、呼吸道烧伤或烫伤

在烧伤和烫伤的事故现场，特别要注意颜面部烧伤（包括电弧烧伤）的伤员其呼吸道很有可能发生吸入性呼吸道烧伤，其软组织因烧伤而迅速肿胀阻塞气道引起窒息，故应特别注意气道的通畅。

（1）判断：观察烧伤伤员颜面部的眉毛、鼻毛、胡须，如果烧焦那么可能会伴有呼吸道烧伤。

（2）现场救护：

- 告知医疗救助机构的救护人员，怀疑有呼吸道烧伤；
- 解开伤员颈部的衣物；
- 清除伤员口腔和呼吸道分泌物；
- 把伤员放置在半卧体位。

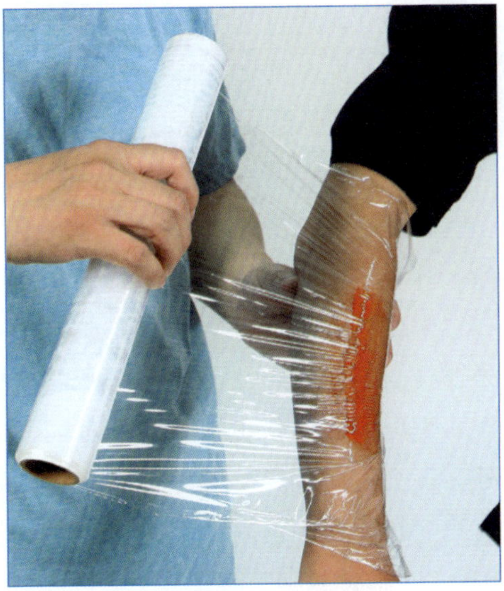

图4–9　保鲜膜覆盖伤口

第九节　一氧化碳中毒

凡含碳物质在燃烧不完全时均会产生一种无色、无嗅、无刺激性的一氧化碳气体，一旦过量吸入则容易引起中毒，俗称煤气中毒。

在电力施工过程中，特别是塔杆基础施工时，如果工作人员缺乏必要的知识，有时会把以燃油为动力的设备放入基坑底部施工，因空间狭小容易引起一氧化碳中毒。在日常生活中常见于冬季以煤炉、炭盆取暖或门窗紧闭、排烟不良的房间，居民所用的燃料（煤气）一经泄露，也易造成煤气中毒。另外，在车库长时间开着汽车发动机使用空调也易发生一氧化碳中毒事故。

一氧化碳通过呼吸道进入人体血液循环后，一旦与血液中的血红蛋白结合，就会使血液失去携氧的能力，在人体血液中结合成碳氧血红蛋白从而引起中毒。

1. 中毒程度及症状

一氧化碳中毒一般分为轻度中毒、中度中毒、重度中毒三型。

轻度中毒：伤员血液碳氧血红蛋白约达10%~20%时，病人出现头痛、头晕、耳鸣、全身无力、恶心、呕吐、心悸。

中度中毒：伤员血液碳氧血红蛋白约达30%~40%时，病人除了有上述症状外还会出现面色潮红、口唇樱桃红、躁动不安、呼吸脉搏加快。

重度中毒：伤员血液碳氧血红蛋白约达50%以上时，病人出现除上述症状外，还会有面色呈樱桃红、昏迷、各种反射消失、大小便失禁、肺水肿、呼吸衰竭症状。常留有迟发性痴呆等症状。

2. 救护原则

（1）切断电源；

（2）严禁在现场打手机；

（3）做好自我防护；

（4）打开门窗通风；

（5）将伤员移至空气新鲜处；

（6）心跳呼吸骤停者开始心肺复苏。

3. 救护方法

（1）排除险情，做好自我防护。当发现室内有大量煤气泄漏时，救护人员应用湿毛巾捂住口鼻做好自我防护，迅速关闭煤气总闸，严禁在现场打电话、点火和开启照明设备。

（2）发现伤病员，立即将门窗打开或将伤病员移至空气新鲜处。

（3）呼叫急救机构或社区医生前来急救。

（4）较轻的伤员注意保暖，并给其含糖茶等热饮料。

（5）有条件者可吸氧。

（6）伤员心跳呼吸停止者应立即开始心肺复苏。最好把伤员送入有高压氧舱的医院治疗。

（7）急呼煤气公司排除故障。

4. 预防

（1）安装燃气设备时请专业人员安装并定期检查设备。

（2）在施工现场必须有良好的通风设备和监测仪器。

（3）加强安规教育，做好自我防护。

第十节　软组织损伤的现场处理

当软组织损伤后，伤处周围的皮下组织会不受控制的出血。过度出血会导致组织肿胀，并压迫神经末梢，进而造成疼痛。采用“R、I、C、E、R”疗法是治疗软组织损伤初期最有效的方法。

R（rest）：休息。受伤后尽可能固定受伤的部位，并用绷带等物品包扎，避免发生进一步的伤害，如图4-10所示。

I（ice）：冰敷。通常在受伤最初的48~72h内采用冰敷，可以起到止血、消肿和缓解疼痛的作用，损伤发生后应立即施以冰敷。冰敷时不要直接接触皮肤，一般用湿毛巾包裹住冰块，每2h冰敷20min，如图4-11所示。冰冻豆子是

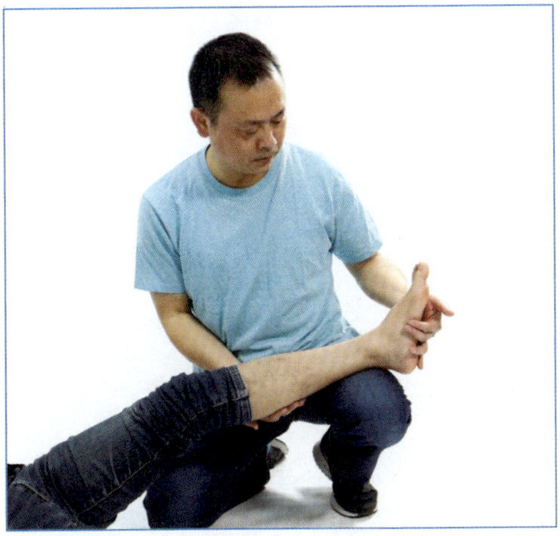

图4-10　休息

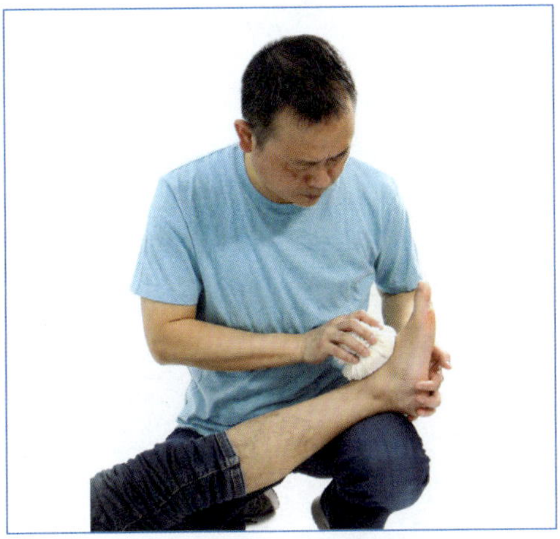

图4-11　冰敷

很好的冰敷材料。

C（compression）：加压包扎。用宽的有弹性的绷带来进行包扎，可以起到止血消肿的作用，还可以对受伤部位起到支撑的作用，如图4–12所示。

E（elevation）：抬高患肢。尽可能抬高伤肢，这样有利于血液回流，促进止血和消肿，如图4–13所示。

R（referral）：治疗方案。通过现场早期处理后，可以寻求专业医师进一步治疗。

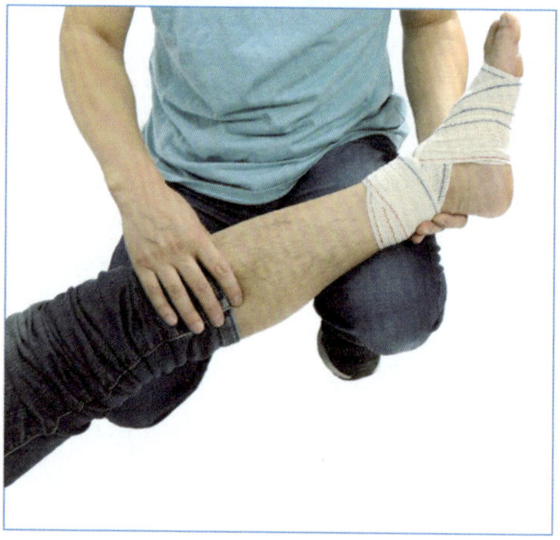

图4–12　加压包扎

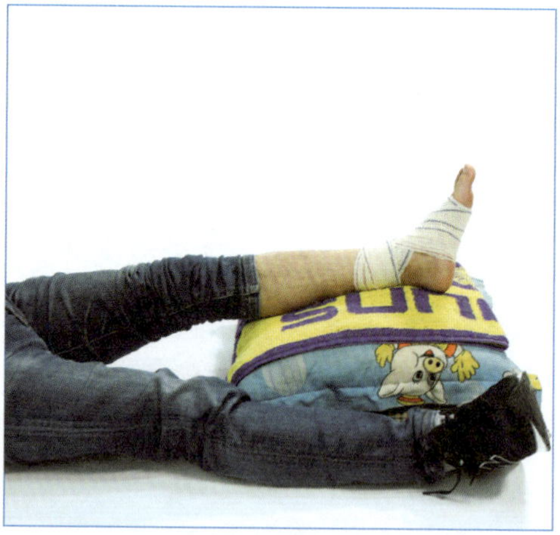

图4–13　抬高患肢

第五章

伤员搬运

搬运伤员是现场救护的一个重要环节。正确的搬运方法能减少病人的痛苦，防止损伤加重；不当的搬运方法不仅会加重伤病人的损伤和痛苦，有些错误的搬运方法甚至使伤员失去生命。因此，正确的搬运方法在现场救护中显得尤为重要。

第一节　伤员搬运的原则和分类

1. 伤员搬运的原则

（1）迅速观察事故现场、判断伤员伤情。

（2）做好伤员的现场救护，先救命后治伤。

（3）应先止血、包扎、固定后再搬运。

（4）伤员体位要适宜。

（5）不能随意地移动伤员。

（6）保持脊柱及身体在一条轴线上，防止损伤加重。

（7）动作要轻巧、迅速，避免拖拽伤员。

（8）注意伤情变化，并及时处理。

2. 伤员搬运的分类

根据伤员伤情的不同，一般可分为紧急搬运和非紧急搬运。紧急搬运一般指事故现场有潜在的危险，不适合就地施救，应尽快将伤员移至安全地方施救；非紧急搬运一般指环境安全，施救后搬运至救护车或运送至医院。

第二节　伤员搬运的方法

现场搬运时要注意选用不同的搬运工具和搬运方法，使伤员处于适合的体位，尽量减少伤员的痛苦。现场搬运分为徒手搬运和器械搬运两种方式。

1. 徒手搬运法

（1）扶持法。适用于清醒、体重轻、能够站立行走的伤员。脊柱损伤、下肢骨折的伤员禁止使用。

搬运时，救护人员站在伤员一侧，使伤员一侧上肢绕过自己颈部并抓住；一手绕到伤员背后，搀扶行走，如图5–1所示。

（2）背负法。适用于清醒、体重轻的伤员，是搬运溺水伤员的最佳方法。胸部损伤、脊柱损伤、四肢骨折的伤员禁止使用。

搬运时，救护人员背向伤员蹲下，让伤员双手从救护人员肩部伸到胸前并握紧；救护人员双手绕过伤员大腿，抓紧自己腰带，慢慢站起，背部略前倾，如图5–2和图5–3所示。若伤员卧地不能站立，救护人员可躺在伤员一侧，一手紧握伤员手，一手抱其腿，慢慢站起。

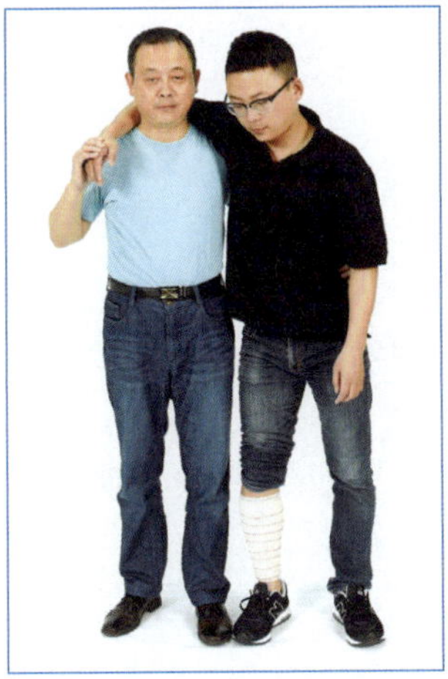

图5–1　扶持法

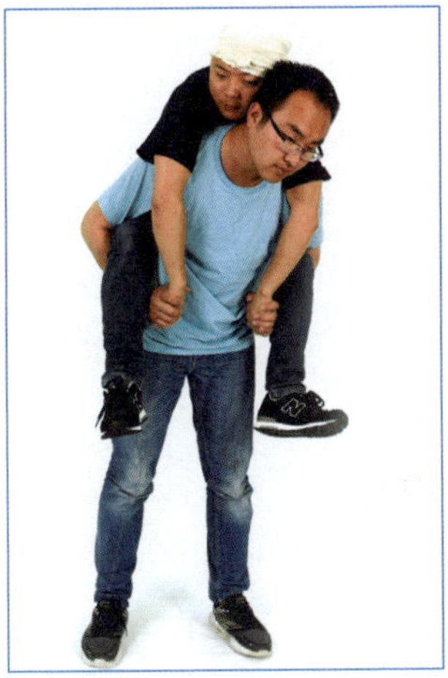

图5–2　背负法（正面）

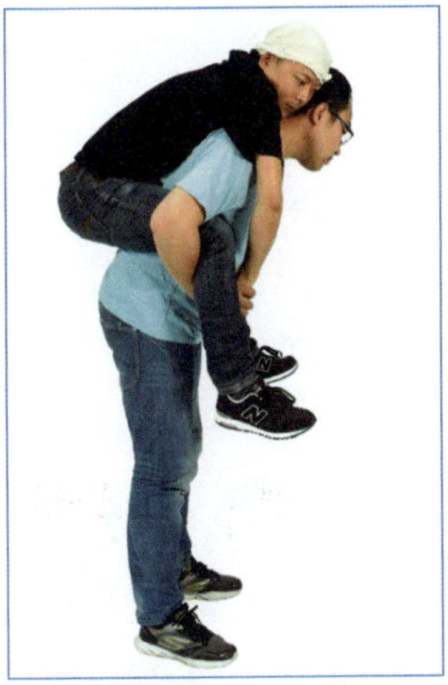

图5–3　背负法（侧面）

（3）抱持法。适用于体重轻、伤势不重的伤员，是短距离搬运的最佳方法。脊柱损伤、大腿骨折的伤员禁止使用。

搬运时，救护人员蹲在伤员的一侧，面向伤员，一手放在伤员大腿下，一手绕到伤员后背，慢慢站起，如图5–4所示。

（4）拖行法。适用于现场危急，体重较大的伤员。非紧急情况下或颈椎损伤的伤员，禁止使用。

搬运时，救护人员蹲在伤员头顶前方，双手从伤员背后伸到伤员腋下，分

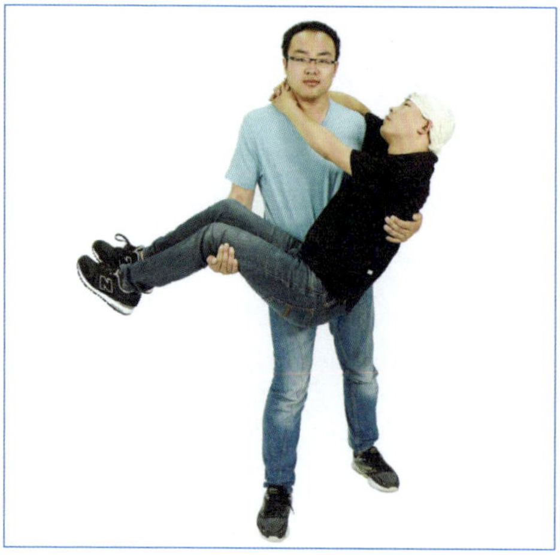

图5-4　抱持法

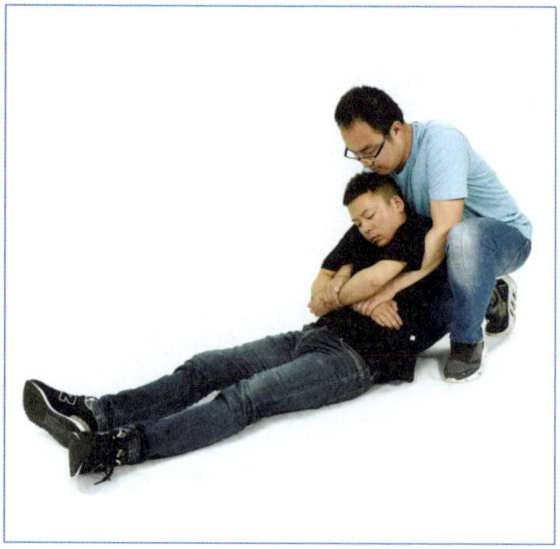

图5-5　拖行法

别抓住两侧衣服，手臂护托伤员头部，将伤员拖至安全地带，如图5-5所示。如需拖拉伤员踝部，则需将伤员外衣纽扣解开，把伤员外衣拉至其头下，以便在拖行过程中保护伤员头部。拖行时，不要弯曲、扭转伤员的颈部和腰背部。

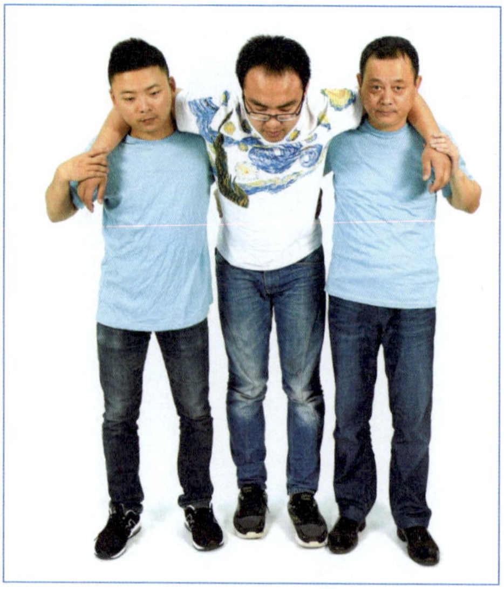

图5-6　双人搀扶法

（5）双人搀扶法。类似于扶持法。搬运时，两名救护人员分别站在伤员两侧，使伤员两侧上肢绕过各自颈部并抓住；一手绕过伤员背后，搀扶行走，如图5-6所示。

（6）前后双人扶持法（拉车式）。适用于意识不清、伤情一般的伤员。脊柱损伤、四肢骨折的伤员禁止使用。

搬运时，两名救护人员一人站在伤员后面，两手从伤员腋下插入，将伤员两臂交叉于胸前并将其头部抱在自己怀内，另一救护人员蹲在伤员两腿中间，双臂夹住伤员的两腿，然后两人步调一致，慢慢站起，如图5-7所示。

（7）双手座搬运法（杠轿式）。适用于意识清醒并能配合救助者的伤员。脊柱损伤、四肢骨折的伤员禁止使用。

搬运时，两名救护人员对立于伤员两侧，然后两人弯腰，分别用右手紧握自己的左手手腕，左手紧握另一救助者的右手手腕，以形成口字形。同时，伤员的双臂必须分别搭在两名救护人员的肩上。然后，两人协调一致，慢慢站起，如图5-8~图5-10所示。

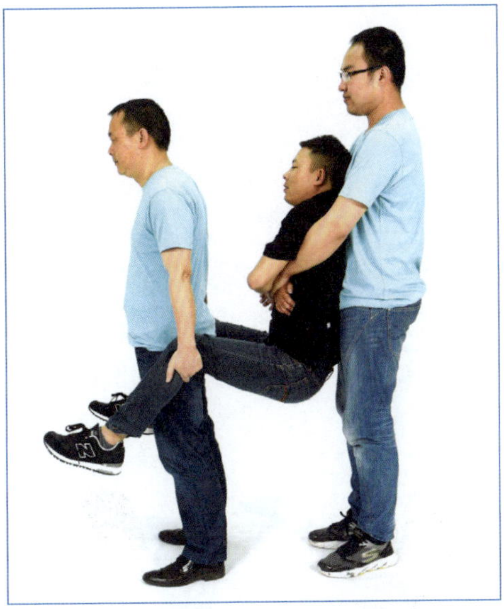

图5-7 拉车式

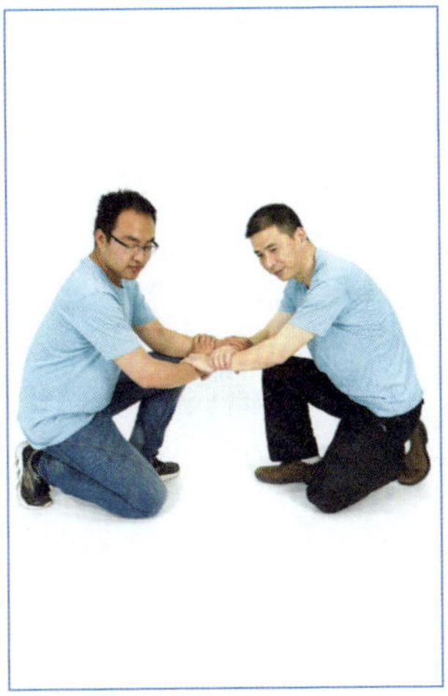

图5-8 形成口字形

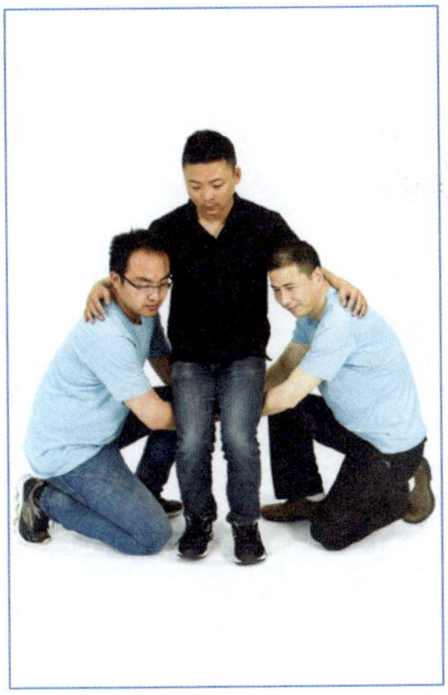

图5-9 伤员双臂搭在救护人员肩上

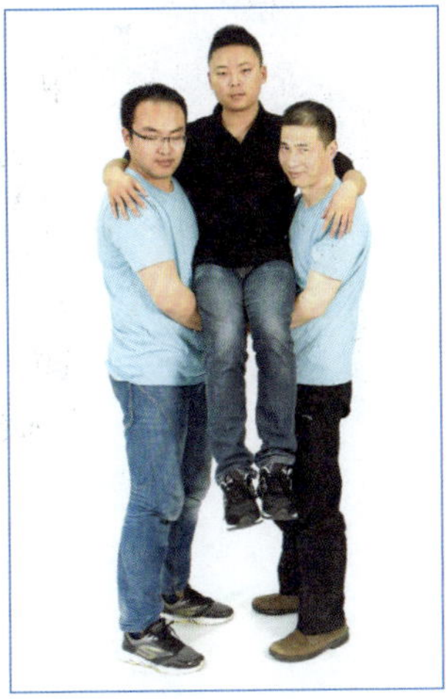

图5-10 杠轿式

2. 器械搬运法

器械搬运是指用担架（包括软担架）等现代搬运器械，或者因陋就简，利用床单、被褥、靠背椅等作为搬运工具的一种搬运方法。

（1）担架搬运。这是现场急救中最常用的搬运方法。

搬运时，必须固定伤员，防止翻落或跌落。始终保持伤员脚前头后（上楼相反），以便后面救护人员观察伤员。向高处抬时，前面救护人员需要放低担架，后面救护人员抬高，以便保持水平状态；向低处抬时则相反。

（2）床单、被褥搬运。适用于有窄梯、狭道，担架或其他搬运工具难以搬运，或遇寒冷天气，徒手搬运会使伤员受凉的情况。胸部创伤、脊柱损伤、四肢骨折以及呼吸困难的伤员禁止使用。

搬运时，取一条结实的被单（被褥、毛毯均可），平铺在地上，将伤员轻轻地搬到被单上。两名救护人员面对面抓紧被单两角，保持伤员脚前头后（上楼相反）。搬运时有人托腰则更好。

（3）椅子搬运。适用于狭窄或陡直的楼梯间搬运伤员。意识丧失的伤员禁止使用。

搬运时，用牢固的靠背椅作为工具搬运伤员。伤员采用坐位，并用宽带固定在椅背上。两名救护人员一人抓住椅背，另一人紧握椅脚，然后以45°角向椅背方向倾斜，慢慢站起，如图5-11所示。

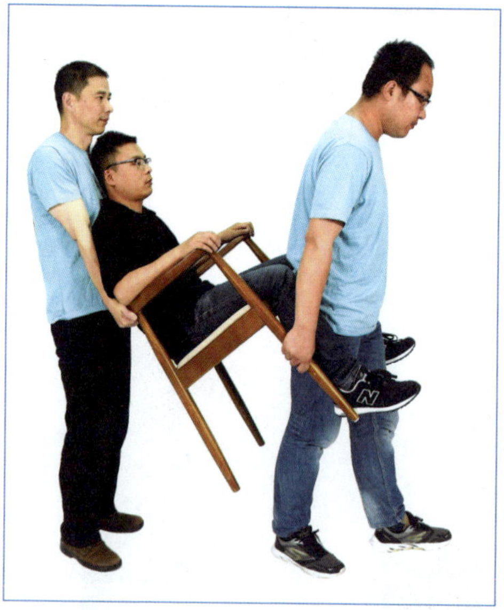

图5-11　椅子搬运

第三节　特殊伤员的搬运法

1. 脊柱损伤伤员的搬运（详见第三章第六节“脊柱损伤”）

适用于高处坠落、车祸等严重损伤和怀疑颈椎、腰椎损伤的伤员。搬运时，应多人用手臂共同将其平行搬运至脊椎固定板或水平木板上。在环境安全的前提下，可以呼叫医疗救援机构后等待专业医务人员前来处理。脊柱固定搬运并不是现场救护人员的职责，救护人员只有经过多次培训熟练后方可采用。

2. 脑损伤伤员的搬运

适用于颅脑损伤员。搬运时，应使伤员取半仰卧位或侧卧位，使其呼吸道保持通畅。颅脑损伤常合并颈椎损伤，搬运时须注意保护其颈椎（使用颈托）。

3. 腹部伤伤员的搬运

搬运时，伤员取仰卧位，下肢屈曲，防止腹腔脏器受压而脱出。此类伤员宜用担架或木板搬运。

4. 胸部伤伤员的搬运

胸部受伤员常伴有开放性血气胸，需进行包扎，以坐椅式搬运为宜，伤员取坐位或半卧位。有条件者最好用坐式担架、靠背椅或将担架调整至靠背状。

5. 呼吸困难伤员的搬运

搬运时，伤员取坐位，不能背驮。用软担架（床单、被褥）搬运时，注意不能使伤员躯干屈曲。有条件者最好用坐式担架、靠背椅或将担架调整至靠背状。

第六章

应急救援中的心理危机干预

第一节　概述

一、心理危机的含义

精神医学范畴的心理危机是指由于突然遭受严重灾难、重大生活事件或精神压力，使生活状况发生明显的变化，尤其是出现了用现有的生活条件和经验难以克服的困难，以致使当事人陷于痛苦、不安状态，常伴有绝望、麻木不仁、焦虑，以及植物神经症状和行为障碍。

通俗地讲，心理危机就是当人们面临的困境超过了人们的应付能力时而产生的暂时心理失衡状态。

二、心理危机的表现

1. 应激状态

当人们遇到某种意外危险或面临某种突发事件时，人的身心都处于高度的紧张状态，这种高度的紧张状态即为应激状态。“应激”可以简单地描述为“心理的巨大混乱”。

重大突发事件通常还会造成社会的群体应激，经历的人们都会感到巨大的痛苦，常引起极度恐惧、害怕、无助感，在生理、情绪和行为反应上产生异常。

2. 创伤后应激障碍（post-traumatic stress disorder, PTSD）

经历了异乎寻常的威胁性或灾难性应激事件或情境后的人员，包括参与救灾的救援人员都可能出现创伤后应激障碍（PTSD）。这是一种由异乎寻常的威胁性或灾难性心理创伤引起的延迟出现并长期持续的应急相关障碍，即：时过境迁后反复出现闯入性的创伤体验，持续的警觉增高，持续的回避，对未来失去信心等。

三、心理危机的类别

（1）境遇性危机：遭遇了台风、地震、泥石流、海啸、交通事故、空难、火灾、洪水等罕见事件或突发事件，由此引发个体在心理、行为、生活发展等诸多方面出现混乱或应对功能失调。

（2）丧失性危机：由于个体失去亲人、朋友或身边重要的人所引发，主要表现为心理、认知以及行为上的功能失调。

（3）发展性危机：指人在成长和发展过程中发生急剧转变或变化时产生的适应不良的危机，例如失业危机、退休危机、大学新生危机、新兵危机、毕业生危机等。

（4）存在性危机：指人生的重大问题，例如责任、独立性、自由、价值、人生意义等。

四、心理危机的特征

（1）具有时限性：大多在1~6周内消失，一般情况下不超过6~8周。

（2）在危机期，个体会发出需要帮助的信号，并愿意接受外部的帮助或干预。

（3）干预的效果主要取决于个体的素质、适应能力及自身的调适动机。

五、心理危机发展的三个阶段

每个人对严重事件都会有应激反应，但不同的人对同一性质事件的反应强度及持续时间不同。一般的应对过程可分为以下三个阶段：

第一阶段（立即反应）：震惊与逃避阶段。当事者表现出悲痛欲绝、麻木、迟钝、呆滞、否认现实、震惊等特征。

第二阶段（完全反应）：面对与瓦解阶段。当处于危机中的人从灾难中反应过来，发现现实世界已经发生了改变，他们不想放弃发生的一切，这时，可能就会用愤怒、退缩、焦虑、内疚、思念等应对，来维持心中的希望。

第三阶段（消除阶段）：接纳与重整阶段。当发现现实无法改变，人们开始寻求转变和突破，接受事实并为将来做好计划。

第二节　心理危机干预

一、含义

运用心理学、心理咨询学、心理健康教育学等方面的理论与技术，对处于心理危机状态的个人或人群进行有目的、有计划、全方位的心理指导、心理辅导或心理咨询，以帮助平衡其已严重失衡的心理状态，调节其冲突性的行为，降低、减轻或消除可能出现的对人和社会的危害。

二、心理危机干预最佳时间

心理危机干预的最佳时间为遭遇创伤性事件后的24~72小时内。24小时内一般不进行危机干预。若是72小时后才进行危机干预，效果有所下降。若在4周后才进行危机干预，作用明显降低。

三、心理危机干预的目的

（1）防止过激行为，如自杀、自伤或攻击行为等。

（2）促进交流与沟通，鼓励当事者充分表达自己的思想和情感，鼓励其自信心和正确的自我评价，提供适当建议，促使问题解决。

（3）提供适当医疗帮助，处理昏厥、心跳呼吸骤停状态。

四、心理危机干预的对象

第一级人群：亲历灾难的幸存者，如死难者家属、伤员、幸存者。

第二级人群：灾难现场的目击者（包括救援者），如目击灾难发生的灾民、现场指挥、救护人员（消防、武警官兵，医疗救护人员）。

第三级人群：与第一级、第二级人群有关的人，如幸存者和目击者的亲人等。

第四级人群：后方救援人员、灾难发生后在灾区开展服务的人员或志愿者。

第一、二级为高危人群，是干预工作的重点，如不进行心理干预，其中部分人员可能发生长期、严重的心理障碍。

第三节　如何实施心理危机干预

一、心理危机干预的原则

（1）迅速确定要干预的问题；

（2）必须有其家人或朋友参加危机干预；

（3）鼓励自信，不要让当事者产生依赖心；

（4）把心理危机作为心理问题处理，而不是治病。

二、危机干预的基本方法

心理危机干预是一短程帮助的过程，是对处于困境或遭受挫折的人予以关怀和帮助的一种方式。危机干预的基本方法为支持心理疗法和认知行为疗法，也可以辅以沙盘游戏等手段，以达到良好的干预治疗效果。图6–1为心理咨询室。

1. 支持心理治疗方法

（1）共情技术。运用同理心，设身处地为受助者着想。

（2）倾听和支持。主动倾听并热情关注，努力体验和了解受助者的思想和感受，给予当事者心理上支持。解释危机的发展过程，使当事者理解目前的境遇、理解他人的情感，树立自信。图6–2为心理咨询师在做心理辅导。

（3）调动和发挥社会支持系统（如家庭、朋友等）的作用，鼓励多与家人、

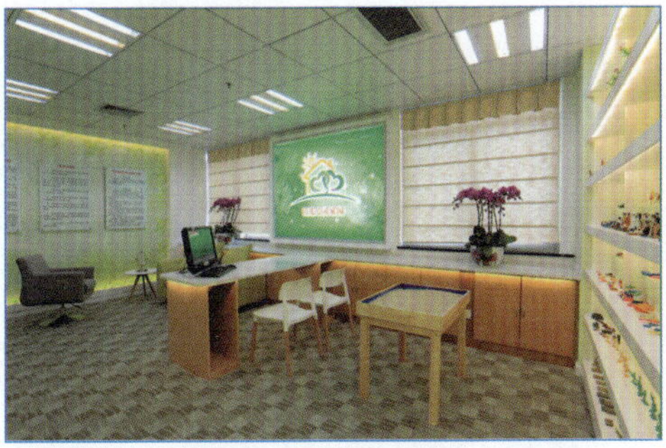

图6–1　心理咨询室

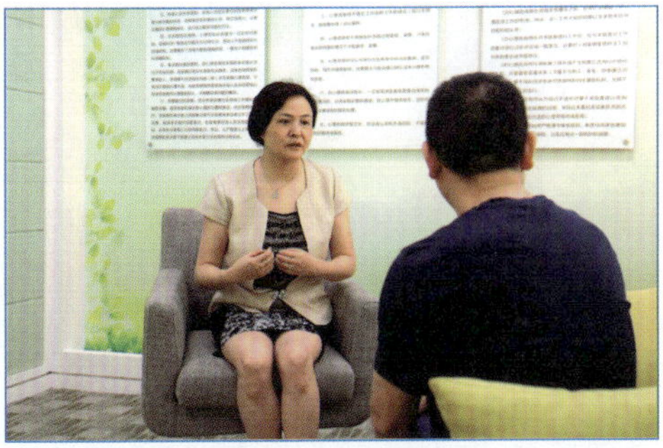

图6–2　心理辅导

亲友、同事接触和联系，减少孤独和隔离。

2. 认知行为疗法

常用的认知模式即ABC模式（A为诱发事件，B为信念系统，C为情绪后果）。此模式认为危机导致心理伤害的主要原因在于受害者对危机事件和自己的境遇产生了错误思维。通过认知行为疗法，改变患者回避现实的错误行为方式，调整其对事件形成的错误的、歪曲的认识，使当事人克服自我否定与非理性，提高内省力和适应能力，并配合松弛训练。该方法适用于危机稳定后的干预。

3. 转介

如果受助者情绪激动，救护人员不能妥善处理时，应尽快将受助者转介给专业的心理咨询师或心理医生，以寻找其他有效的帮助。

参考文献

[1] 中国红十字总会．心肺复苏与创伤救护[M]．北京：人民卫生出版社，2015.

[2] 浙江省红十字会．应急救护培训手册[M]．浙江：浙江科学技术出版社，2014.

[3] 广州市红十字会，广州市红十字培训中心．电力行业现场急救技能培训手册[M]．北京：中国电力出版社，2011.

[4] 北京急救中心，香港急救暨灾难医疗培训学会．现场急救课程[M]．北京：解放军出版社，2005.

[5] 傅安球．心理咨询师培训教程[M]．上海：华东师范大学出版社，2006.

[6] 中国红十字总会．常见急症与避险逃生[M]．北京：人民卫生出版社，2015.

[7] 布拉德·沃克著．运动损伤解剖学[M]．罗冬梅，刘晔译．北京：北京体育大学出版社，2013.

[8] 钟兴明，闵华，王如明．电击伤的院前与院内急救[J]．创伤外科杂志，2000, 2(2):118–119.